Michael Kraus

Liebeszauber
mit ätherischen Ölen

Verlag Simon & Wahl

Viele Personen waren an der Entstehung des vorliegenden Buches beteiligt – von der Idee angefangen, über Manuskripterstellung und -bearbeitung, die Fotoaufnahmen und die dazu nötige Requisitenbeschaffung und die Erstellung des Satzes.
Ich möchte allen, die an den unterschiedlichsten Orten (Frankfurt, Pfalzpaint, Prag, Colmar, Eichstätt, Kempten, Ingolstadt und Gaimersheim) zum Gelingen des Buches beigetragen haben hiermit herzlich danken.

Bernhard Simon
Verleger

Liebeszauber mit ätherischen Ölen

1. – 10. Tausend, August 1992
© Verlag Simon und Wahl, Bahnhofstraße 4a, 8074 Gaimersheim

Fotos:	Ulla Mayer-Raichle, Kempten
Modelle:	Sabine, Wolfgang
Ausstattung:	Petra Schaubt
Satz:	Satzpunkt Ingolstadt Verlags GmbH, Ingolstadt
Druck:	Fuldaer Verlagsanstalt GmbH, Fulda

ISBN 3-923330-31-6

INHALTSVERZEICHNIS

Seite

Einleitung 6

Die fünf Sinne
Fühlen 8
   Metalle und Steine 9
Hören 12
   Die Kraft der Vokale 13
   Musik 13
Sehen 14
   Farben 18
Schmecken 20
Riechen 21
   Die wichtigsten Öle zum Gebrauch im sinnl. Bereich ... 22

Die einzelnen Lebensbereiche
Die Wohnung 32
   Duftkissen 34
   Sinnliche Potpourris 38
Beleuchtung 41
Einrichtung 42
Kleidung 46

Sinnliche Erfahrung von Sein und Bewegung 49
Der Körper und seine Pflege 50
   Badeöle 51
   Körper- und Massageöle 59
Berührung 62
Parfüms 65
Aladins Wunderlampe 67
Ernährung 74

Liebesrezepte
Indien 79
Orient 81
Okzident 83

Der krönende Höhepunkt 86

Schlußwort 91

Literaturverzeichnis 92

EINLEITUNG

Dieses Buch soll Einladung und Leitfaden zur Freude am Leben sein. Im Mittelpunkt stehen hier die körperliche Sinnlichkeit und das partnerschaftliche Teilen unserer diesbezüglichen Erfahrungen.

Ganz allgemein ist Sinnlichkeit die Aufnahme äußerer Reize durch die Sinne und ihre Interpretation durch das Gehirn.

Je besser unsere Sinnesorgane funktionieren, je mehr wir sie trainieren, je bewußter wir sie einsetzen, desto intensiver und deutlicher wird unsere Wahrnehmung.

Grundvoraussetzung für die Intensität unserer sinnlichen Erfahrungen ist ein gesunder, empfindungsreicher Körper. Dies gilt insbesondere für die engere Bedeutung von „Sinnlichkeit": Erotik, Sexualität und Lust.

Sinnlichkeit und Erotik sind keine losgelösten „Fachgebiete" des Lebens, sondern Ausdruck einer Ganzheit, die Lebensfreude, Gesundheit, Selbstliebe, Sensibilität, Humor, Dankbarkeit und vieles mehr beinhaltet.

Ein sinnlicher Mensch wird nicht nur in der Sexualität tiefe Erfahrungen machen, sondern auch beim Anblick eines Sonnenaufgangs, eines wogenden Kornfeldes, dem Duft einer erblühten Rose, dem Schnurren einer Katze auf dem Schoß, einfach überall und jederzeit.

Er nimmt mit weiten, offenen Sinnen die Welt in ihren unzähligen Erscheinungsformen wahr, fast wie ein Kind, das noch nicht Gut und Böse gelernt hat.

Diese Sinnlichkeit zeichnet den Menschen aus, der die Welt nicht mehr nur mit seinem Kopf formen und bestimmen will, sondern mit allen Sinnen die Wunder unseres Lebens in sich einläßt. Dazu gehört auch das Meditative, das Sich-Öffnen, das Stillhalten in wortlosem Staunen. Es ist unmöglich, gleichzeitig zu plappern und zu genießen, sich hinzugeben und Diskussionen zu führen.

Die Sinnlichkeit des Menschen ist die Tür zum Einssein mit dem Ursprung, zu Gott, Paradies, Nirwana, oder wie immer die Worte für das Unaussprechliche lauten mögen.

Von daher liegen alle Religionen und spirituellen Ansätze falsch, die körperliche Sinnlichkeit einschränken oder ganz ablehnen.

Wenn Ihnen derartiges begegnet, gehen Sie getrost weiter.

Verneinungen und Ausschlüsse sind weder notwendig noch sinnvoll.

Ein sinnlicher Mensch hat viel mehr die Möglichkeit, das „Göttliche" zu erfahren, als diejenigen, die sich kasteien und somit selbst bestrafen! Entdecken Sie Ihre Sinlichkeit so intensiv und tief als möglich! Damit sind Sie auf dem besten Weg zum Heil- und Ganzsein.

Führen wir allerdings kein sinnlichkeitsbejahendes Leben, dürfen wir auch keine Wunder in unserem Sexualleben erwarten. Denn die Basis dafür liegt in uns selbst – dort, wo wir ja, jein oder nein zum Leben sagen.

Wir müssen bereit sein, sämtliche Aspekte des Lebens mit allen unseren Sinnen zu erfahren und in uns aufnehmen zu wollen: das Meeresrauschen und den Autolärm, den Rosenduft und die Abgase, den Anblick des Schmetterlings und der Spinne, den Geschmack von Honig und von Salz, freudige und leidvolle Gefühle.

Je mehr wir in unserer Sinneswahrnehmung leben, je mehr wir selbst unsere Sinne wecken, desto lebendiger werden wir und desto beglückender erleben wir unsere Sexualität.

Ein erfülltes, körperliches Leben ist nur mit „reichen" Sinnen möglich, mit der Fähigkeit, das Leben in all seinen Schattierungen bewußt wahrzunehmen.

Deshalb auch zu Beginn dieses Sinnlichkeitsbuches einiges über unsere fünf Sinne:

FÜHLEN:

Berühren und berührt werden spielen in unserem Leben eine ganz entscheidende Rolle. Hat ein Mensch als Kleinkind zu wenig Körperkontakt gehabt, kann es sein, daß er sein ganzes Leben darunter leidet. Unabhängig vom Alter brauchen wir aber alle ein großes Maß an Berührung. Berühren heißt immer „Verbindung aufnehmen", „Energie fließen lassen", „Teilen". Viele Menschen haben gerade deshalb Angst vor der Berührung; denn berühren und berührt werden hat immer etwas mit öffnen und geschehen lassen zu tun, aber viele möchten sich nicht preisgeben und jemanden näher an sich heranlassen.
Wäre das gegenseitige Berühren mehr verbreitet, wäre es vollkommen normal, sich an der Hand oder in den Arm zu nehmen, die gesamte Atmosphäre wäre entspannter und wir alle hätten ein stärkeres Gefühl der Zusammengehörigkeit.
Lassen Sie Ihre Energie ein bißchen mehr fließen und machen Sie sich berührbar!
Diese Übungen werden Ihnen helfen, Ihren Sinn für Berührungen wieder zu schärfen:

– Am besten lassen Sie sich von Ihrem Partner, der Ihnen vorher die Augen verbunden hat, die verschiedenartigsten Materialien in die Hand geben. Bei der Auswahl sind Ihrer Phantasie keine Grenzen gesetzt: Seide, Samt, Leinen, Wolle, Wildleder, Schlangenhaut, Fell, Federn, Daunen, Holz, Metall, Stein etc.
– Fühlen Sie selbst oder lassen Sie sich von Ihrem Partner mit dem jeweiligen Material über die Haut streichen und beschreiben Sie Ihre Empfindungen.
– Oder versuchen Sie einmal, sich eine Stunde lang mit verbundenen Augen in Ihrer eigenen Wohnung zu bewegen und einige alltägliche Arbeiten zu verrichten. Sie werden überrascht sein, wie schnell Sie sich auch auf diese Weise zurechtfinden können!
– Noch eine andere Möglichkeit, bewußter zu fühlen und sich zu bewegen: Vertauschen Sie Ihre Hände: Alles, was Sie bislang mit der rechten Hand gemacht haben, tun Sie nun mit der linken und umgekehrt.

Metalle und Steine:

Das Gold steht seit frühester Zeit im Mittelpunkt des menschlichen Fühlens und Denkens. Wie magisch zieht das Gold den Menschen an – als Synonym für Reichtum, Glanz, Macht, Potenz, Einfluß, Luxus etc. Gold kann uns leicht in einen rauschhaften Zustand versetzen. Es ist das Metall der Königinnen und Könige, der hermetisch abgeschirmte Schatz von Fort Knox, die Ursache für den legendären Gold-Rush im Wilden-Westen und auch für die Eroberung der süd- und mittelamerikanischen Länder durch Europäer, Kuppler für Krieg und Liebe, Belohnung, Sehnsucht, Treuesiegel und vieles mehr!
Dieses warme, sinnliche Metall ist der Sonne, dem Löwen und dem Herzen zugeordnet und wirkt nachhaltig auf unser ureigenes „Ich".
Gold in Maßen unterstützt das Selbstgefühl, wärmt, stimuliert die Sinnlichkeit. Eine dünne goldene Bauch- oder Fußkette, ein Armreif, ein Ohrring oder eine Halskette unterstützen unser Wohlgefühl, geben ein Flair von Luxus, Wärme, Großzügigkeit und Herzlichkeit. Aber wie bei allem anderen auch: ein Zuviel wirkt in die entgegengesetzte Richtung; es macht überheblich, egozentrisch, bis hin zu despotischem und tyrannischen Verhalten.

Silber:

Silber ist das Metall des Mondes, in seiner Ausstrahlung eher kühl und introvertiert. So wirkt dieses Metall auch sehr stark auf die innere Erlebnisfähigkeit, Phantasie und Möglichkeit, Eindrücke zu verarbeiten und auch auf die Fähigkeit, die inneren Eindrücke nach außen zu vermitteln. Silber beeinflußt die Drüsentätigkeiten des Körpers sehr günstig, gerade auch die Geschlechtsdrüsen. Silber sollten Sie tragen, wenn Sie Ihre Emotionalität und deren Ausdruck vertiefen möchten.

Kupfer:

Kupfer ist dem Venusschema zugeordnet. Es ist das Metall der Verbindung, Kommunikation, des Fließens. Sein Charakter ist warm und weich. Alle Menschen, die unter Beziehungsschwierigkeiten und unter der Unfähigkeit, Beziehungen einzugehen, leiden, sollten einmal überlegen, ob sie sich nicht einen Kupferarmreif oder Kupfereinlegesohlen besorgen könnten! Immer dort, wo sich etwas staut, der freie Fluß der Lebensenergie stockt, wirkt das Kupfer sehr wohltuend!

ZINN:

Das Zinn ist dem Jupiterschema zugeordnet und symbolisiert Wachstum, Wohlstand, innere und äußere Werte bzw. deren Beständigkeit. Es wird vielfach dort eingesetzt, wo ein anderes Metall gegen den Zahn der Zeit geschützt werden soll.
Wenn Sie in Ihrem Liebesleben großen Wert auf die Förderung und Stabilisierung der inneren Werte legen und die Beständigkeit weit mehr schätzen als ein kurzes Abenteuer, dann nehmen Sie etwas mehr Zinn in Ihr Leben hinein.

DIAMANT:

Der Diamant ist dem Saturn zugehörig. Er ist die reinste und konzentrierteste Form des Kohlenstoffes. Diamanten haben eine ähnliche Wirkung wie das Gold. Ihr Erwerb oder Besitz hat ebenfalls eine magische Wirkung. Wie viele Verbrechen sind schon wegen dieser funkelnden Steine begangen worden!
Dieser Edelstein unterstützt die Klarheit der Gefühle und Gedanken, schafft aber auch eine Distanz, eine Unberührbarkeit, wie das Licht der fernen Sterne.
Wenn Sie sich also in Ihrem Liebesleben so verstrickt haben, daß Sie die eigene Hand nicht mehr vor Augen sehen können, dann kann Ihnen der Diamant wieder Abstand zu sich selbst und Klarheit bescheren!

ONYX:

Auch der Onyx entspricht dem Saturnschema, allerdings in einer viel milderen Form als der Diamant. Dieser Stein stärkt die saturnischen Züge im Menschen, tut also sehr wohl, wenn jemand sehr zerstreut, aufgelöst und fahrig ist. Wollen Sie etwas mehr Konzentration und Tiefe in Ihrem Liebesleben genießen, dann tragen Sie des öfteren Onyxschmuck.

MALACHIT:

Der Malachit enspricht in seinem Wirkungsspektrum dem des Kupfers und ist ebenfalls der Venus zugeordnet. Er unterstützt die Fähigkeit des Menschen, Bindungen einzugehen, mit anderen Kontakt aufzunehmen, die eigene Trägheit und den „Schweinehund" zu überwinden. Wenn Sie in Liebesangelegenheiten Passivität, Zögerlichkeit, mangelnden Mut und Antriebsschwäche hinter sich lassen möchten, dann gewinnen Sie den Malachit zu Ihrer Freundin oder Ihrem Freund.

RUBIN:

Der vom Mars beeinflußte Rubin unterstützt die Tatkraft des Menschen und wirkt stark anregend auf die Geschlechtsdrüsen. Wenn Sie zu den Menschen gehören, die in ihrem Geburtshoroskop eine schwache Marsstellung haben, Ihnen Dynamik, Leidenschaft und Feuer fehlen, dann ist es höchste Zeit für einen Rubin!
Aber auch hier bedeutet viel nicht unbedingt eine bessere Wirkung. Übermäßiger Rubinschmuck kann auch enthemmen und zu vollkommen überhitzten und übersteigerten Reaktionen führen!

HÖREN

Wie unsere Augen sind auch unsere Ohren unzähligen Eindrücken und Belastungen ausgesetzt: Verkehrslärm, startende Flugzeuge, Musikberieselung in Supermärkten und Lokalen, Diskothekengedröhn, Maschinengeräusche am Arbeitsplatz etc. Unser modernes Leben verlangt sehr viel von unseren Sinnesorganen; kein Wunder, daß sich der Körper schützen will und mitunter Schwerhörigkeit produziert. Ist Ihnen schon aufgefallen, daß wir anderen gegenüber, die uns auf die Nerven gehen, gerne etwas schwerhörig werden?

Unsere Ohren werden immer mehr überreizt und verlieren zunehmend die Fähigkeit, feinere Nuancen wahrzunehmen. Schenken Sie Ihrem Gehör deshalb täglich etwas Erholung! Lauschen Sie deshalb zum Ausgleich ganz bewußt fünf Minuten lang der Stille oder einfachen Naturlauten. Zur Not tut es eine Tonbandaufnahme. Sorgen Sie dafür, daß Sie nicht gestört werden, schließen Sie die Augen, atmen Sie gleichmäßig und geben Sie sich ganz dem Hören hin, werden Sie ganz Ohr!

Wunderbar geeignet sind zum Beispiel Walgesänge, Meeresrauschen, Wasserplätschern, Feuergeknister, Vogelgezwitscher oder Katzenschnurren.

All diese Laute schenken uns Ruhe, Harmonie und das Gefühl des Geborgenseins im Kosmos.

Ich möchte Ihnen eine sehr schöne Partnerübung empfehlen: Schlagen Sie ganz zart einen Gong, eine Klangschale oder eine Zimbel an und halten diese dicht an das Ohr des anderen, der sich mit geschlossenen Augen ganz auf diesen Ton konzentriert. Der immer leiser und feiner werdende Ton führt uns immer weiter fort, und, wenn der Ton gänzlich verebbt, öffnet sich vor uns der unendliche Raum der Stille. Nur noch friedvolle Lautlosigkeit umgibt uns dann.

Diese Übung hilft, die dichten Gedankenketten zu verlassen, im Moment ganz zum Hören zu werden, und so die Verbindung mit dem gesamten Kosmos zu spüren!

In vielen Religionen werden geistliche Gesänge und Mantras dazu benutzt, die Gläubigen für das „Göttliche" zu öffnen. Auch auf etwas niedrigerer Ebene hat das Singen oder Hören von Vokalen eine erstaunliche Wirkung auf Körper und Seele.

– Das **U** verbindet uns mit unseren Wurzeln, mit allem Dunklen und Urwüchsigen, mit allem Sexuellen und tierisch Unschuldigen und läßt die Energie im Becken vibrieren. Es ist sehr gut für Menschen, die die Welt und sich selbst nur über den Kopf definieren.

– Das **O** hilft uns, unsere Mitte zu finden. Oben und unten, rechts und links, alle Gegensätze werden harmonisiert und ausgeglichen. Es ist deutlich im Bauchraum zu spüren. Es ist wie geschaffen für diejenigen, die in Extremen leben oder zwischen Extremen hin- und hergerissen werden.

– Das **A** aktiviert unsere Herzensenergie, das Ja zum Leben, zum Tanzen und Feiern. Dieser Ton weitet den Brustraum und bringt manch steinernes Herz zum Schmelzen. Wenn Sie zu Pessimismus, Negativität, Depressionen, Eifersucht, Stolz oder anderen Verhärtungen neigen, hören Sie auf das (**J)A**! Wählen Sie das **JA** als Mantra und singen es täglich zehn Minuten!

– Das **E** gibt bzw. verbessert die Fähigkeit, das innere Erleben nach außen mitzuteilen. Dieser Ton ist im Halsbereich zu Hause. Für Menschen, die es nicht wagen, den Mund aufzumachen, eine Rede zu halten, denen es die Kehle zuschnürt, die schüchtern und zu wenig selbstbewußt sind, kann das **E** eine echte Hilfe bedeuten.

– Das **I** öffnet für „göttliche Eingebung", ganz allgemein für intuitives Denken, klärt und reinigt den gesamten Kopfbereich, wo auch seine Vibration deutlich zu spüren ist. Auf körperliche Ebene ist es bei Stirn- und Nasennebenhöhlenbeschwerden hilfreich. Es ist sehr zu empfehlen für Menschen, die Schwierigkeiten haben, klare Entscheidungen zu treffen, verwirrt sind und sich leicht in ihren eigenen Gedanken verstricken.

Die ganze Welt der Musik steht uns zur Verfügung, um unsere Stimmung günstig zu beeinflussen: Meditationsmusik zur Einkehr, kirchliche Musik zum Hinauswachsen über uns selbst und zum Zelebrieren, klassische zur Harmonie, romantische zum Träumen und Popmusik zum Tanzen und Toben.

Dabei ist ganz wichtig, die jeweilige Musik wirklich zu hören, sich ihr ganz hinzugeben! Versuchen Sie einmal, sich bei einem Orchesterkonzert nur auf ein einziges Instrument zu konzentrieren!

Nach dem Gesagten ist es nicht verwunderlich, daß bestimmte musikalische Schwingungen Einfluß auf das sexuelle Empfinden ausüben. So wirkt die Tonart G-dur sexuell anregend, Cis-moll dagegen eher beruhigend und harmonisierend. Bezeichnend ist, daß die indische Tonleiter auf Cis aufbaut und Cis als der Ton der Seele gilt.

Zum Schluß noch ein Tip für den Alltag: Konzentrieren Sie sich bei einer gewöhnlichen Tätigkeit wie Abwasch oder Geschirreinräumen ganz auf die Geräusche!

SEHEN

In unserer heutigen Zeit besitzt das Sehen unter den fünf Sinnen (wohl nicht ganz zu Recht) den höchsten Stellenwert.

Die Wahl unter zahlreichen Fernsehprogrammen, zwischen denen man so herrlich hin- und herschalten kann, und, wem das noch nicht genügt, Tausende von Videofilmen, Computerspiele, Bildschirmtext, elektronische Datenverarbeitung, Leuchtreklamen, die Angebotsfülle im Supermarkt ... Millionen Eindrücke und Informationen wollen angenommen und verarbeitet werden. Dabei werden unsere Augen, die „Fenster zur Seele", maßlos überfordert.

Die Zeit zum wirklichen Sehen, dem Schauen, dem Schauen nach innen und von innen nach außen, zu einer Beschaulichkeit, die sich wie ein roter Faden durchs Leben zieht, geht immer mehr verloren, und damit fehlt der Seele eine wichtige Nahrungsquelle.

Es wird immer mehr und doch immer weniger gesehen. Diese Verarmung, diese eingeschränkte Nutzung des Sehsinns bedeutet auch eine seelische Verarmung, denn die Seele braucht Wiesen, Blumen, Wolken, Sterne, Meere; Zusammenhänge, die groß und weit sind, um sich darin wiederzufinden - Bildschirme sind dafür viel zu klein!

Das absichtslose Schauen müssen wir alle erst wieder erlernen. Dafür gibt es eine schöne Übung:

– **Kinderaugen/Childrens' eyes**
  Nehmen Sie etwas „sehr Lebendiges", zum Beispiel eine Blume, einen Baum, eine Wolke, etwas Wasser, einen Edelstein, oder auch etwas „weniger Lebendiges", einen Löffel vielleicht, eine Büro- oder Wäscheklammer, und schauen dies oder das einige Minuten lang (aber ohne auf die Uhr zu blicken) liebevoll an, so, als würden Sie es

14

zum ersten Mal in Ihrem Leben sehen. Tun Sie das, ohne zu bewerten, überhaupt, ohne nachzudenken. Lassen Sie Eindrücke und Gefühle vorüberziehen, geben Sie Ihren Augen nicht nach. Diese Übung wird es Ihnen nach einiger Zeit ermöglichen, wieder mehr mit Kinderaugen durch die Welt zu gehen und nicht sofort im Kopf für alles Gesehene Etiketten zu drucken, denn Wunder brauchen keine Namen!

Eine andere, wunderbare Übung, die ebenfalls nur wenige Minuten beansprucht:

– Die dunkle Seite des Mondes/Dark side of the moon
Löschen Sie alle Lichter, dunkeln Sie alle Fenster ab und verstopfen etwaige Türritzen, bis kein Lichtstrahl mehr in den Raum dringt. Setzen Sie sich bequem hin und schauen in die absolute Dunkelheit, aus der alles Leben entsteht und wohin alles vergeht. Dort ist die Heimat alles Unvorstellbaren, von Wundern, Geheimnissen und Träumen.

Diese Übung läßt auch in uns wieder einen solchen Raum entstehen, der uns für die Kräfte empfänglich macht, die jenseits unseres kleinen, menschlichen Horizontes liegen.
Versuchen Sie doch einmal folgendes Experiment:

– Der Kerzenlichtblick/Glance of candle light
Stellen Sie am Abend eine einzelne Blume auf einen Tisch, schalten Sie alle Lichter im Zimmer an und betrachten Sie diese Blume ein bis zwei Minuten. Anschließend zünden Sie eine Kerze an, löschen alle Lichter und schauen ebenfalls wieder ein bis zwei Minuten auf die Blume. Sie werden einen riesigen Unterschied feststellen!

Versuchen Sie einmal, diese Art zu sehen in Ihrem alltäglichen Leben bewußt anzuwenden und betrachten Sie Menschen, Gegenstände oder Situationen so, als stünden sie im Kerzenschein!

– Von Auge zu Auge/Eye-in-eye
Immer weniger Menschen schauen einander wirklich in die Augen, denn sie offenbaren das Innerste am deutlichsten, und vor der Preisgabe dieser Geheimnisse fürchten wir uns alle.
Es gibt eine sehr einfache und schöne Partnerübung, um diese Hemmungen zu überwinden: Gedämpftes Licht, Aromalampe und ruhige

Musik schaffen die passende Atmosphäre. Setzen Sie sich direkt gegenüber und schauen einander mit entspanntem Blick direkt in die Augen. Das Gesicht Ihres Gegenübers wird sich verändern; Gedanken und Geruchsempfindungen werden hochsteigen - lassen Sie sich davon nicht ablenken und atmen Sie ruhig und gleichmäßig weiter. Diese Übung sollte etwa 15 bis 20 Minuten dauern.

– Fegefeuer/The great purgatory
Wenn Sie zu den Glücklichen zählen, die einen offenen Kamin zu Hause haben, noch mit Holzofen heizen oder ab und zu ein Lagerfeuer veranstalten, dann überlassen Sie sich einfach der Faszination des Feuerstarrens. Schauen Sie in die lodernden Flammen und widmen Sie sich den Geheimnissen, die Ihnen das Feuer erzählt. Doch auch Sie selbst können dem Feuer Ihre Geheimnisse übergeben. Stellen Sie sich all das vor, das Sie belastet, werfen es in Gedanken ins Feuer und lassen es von den Flammen verzehren. Um den Vorgang anschaulicher zu machen, schreiben oder zeichnen Sie auf ein Stück Papier, was Sie bedrückt, und werfen es in die Glut. Es wird nichts übrigbleiben.

Die visuelle Wirkung verschiedener Formen

Eine Technik, die in den Religionen vieler alter Kulturen eine große Rolle spielte und, wo diese Kulturen heute noch bestehen, immer noch spielt, können auch wir uns zunutze machen, denn gewisse Bilder rufen im Menschen bestimmte Empfindungen hervor: Kreise, Punkte und Quadrate etwa führen zu Konzentration und Zentrierung; auseinanderstrebende Linien, aufsteigende Wellenformen, Pfeile und ungleichseitige Dreiecke zu Extrovertierung und Aktivierung.
Haben Sie den Eindruck, eine bestimmte Situation oder ein Stimmungsbild täte Ihnen im Moment besonders gut, z.B. die auf- oder untergehende Sonne, ziehende Wolken, eine blühende Sommerwiese, ein Vulkanausbruch, loderndes Feuer, unberührte Schneefelder, eine Sandwüste etc., so nehmen Sie ein Foto oder eine andere Darstellung der gewünschten Stimmung zur Hand und stellen Sie es, egal, ob geometrisches Symbol, Mandala oder Foto, vor sich hin oder hängen es an die Wand. Dämpfen Sie das Licht, atmen Sie ruhig und gleichmäßig und lassen Sie es zehn Minuten auf sich wirken. Sie können auch verschie-

dene Farbflächen aus Papier oder Stoff zu diesem Zweck verwenden. Mittlerweile gibt es auch Brillen mit verschiedenfarbigen Vorsätzen, so daß es möglich ist, die gesamte Umgebung in eine bestimmte Farbe zu tauchen.

Wenn Sie über ein paar Wochen hinweg mit einer bestimmten Farbe arbeiten, könnten Sie deren Qualitäten in sich aufnehmen und auf diesem Wege auch Krankheiten günstig beeinflussen.

Die Farben und ihre Wirkungen

Rot:

Rot repräsentiert das cholerische Temperament. Es ist die Farbe des Blutes, der Liebe, des Feuers, der glühenden Sonne, des Zorns und der Wut. Sexualität, Tatkraft und Aktivität werden angeregt. Wenn Sie also unter Antriebsschwäche, kalten Händen und Füßen, Durchblutungsstörungen, Verhärtungen, Impotenz oder Frigidität leiden, vertrauen Sie sich am besten der Farbe Rot an.

Orange:

Orange macht heiter, froh und zuversichtlich. Es ist die Farbe der aufgehenden Sonne und besonders für depressive, pessimistische und unzufriedene Menschen geeignet. Auf der körperlichen Ebene hilft es bei allen sklerotischen Erkrankungen, Appetitlosigkeit und Magersucht.

Gelb:

Gelb repräsentiert Temperament. Es ist die Farbe der Sonne im Zenith, die jede Kreatur, Gut und Böse, bescheint. Deshalb vermittelt Gelb das Gefühl des Lösens und Erlöstwerdens. Es ist die Farbe der Vergebung - wir können wieder in Freuden leben.
Sie hilft denen, die unter einem schlechten Gewissen, an Schuldgefühlen leiden. Im Körperlichen läßt Gelb akut werden, bringt alles Verborgene ans Licht und führt es zur Heilung - ganz allgemein wirkt es lösend und ist hilfreich bei Verdauungsbeschwerden.

Grün:

Grün vertritt das phlegmatische Temperament und wirkt in erster Linie harmonisierend und beruhigend und besitzt daneben eine aufbauende und erfrischende Komponente. Es fördert Konzentrationsfähigkeit, Logik und Gedächtnisleistung. Auf der körperlichen Eben greift die Farbe grün am stärksten positiv ins Stoffwechselsystem des Menschen ein.

BLAU:

Blau ist die Farbe der Ruhe, der Unendlichkeit, und ist dem melancholischen Temperament zugeordnet. Es wirkt beruhigend, entkrampfend, blutdrucksenkend, gegen Entzündungen und ist bei nervösen Herzbeschwerden, Entzündungen, Kopfschmerzen, Migräne und Magenverkrampfungen hilfreich. 38 Prozent der Deutschen geben Blau als ihre Lieblingsfarbe an!

VIOLETT:

Violett vereinigt das aktive Rot mit dem passiven Blau und ist die Farbe des meditativen Elements, der Magie, aber auch des Wahnsinns. Es kann zu tiefer seelischer Zufriedenheit führen, zur Vereinigung des Gegensätzlichen.

SCHMECKEN

Auch unser Geschmackssinn verkümmert immer mehr. Geschmack braucht zur Entfaltung Zeit - eine Zeit, die wir für das Essen meist nicht mehr aufbringen können.

Fast alle Menschen in den sogenannten zivilisierten Ländern kauen einen Bissen lediglich 10 bis 15 Mal, und das ist zum wirklichen Schmecken viel zu wenig. Von anderen schädlichen Wirkungen auf den Organismus einmal abgesehen.

Starker Tabak- und Alkoholkonsum tragen ein übriges dazu bei, den Geschmackssinn abzustumpfen.

Einige Übungen zur Reaktivierung des Geschmackssinnes:

- Nehmen Sie eine ganze Mahlzeit mit verbundenen Augen ein. Es ist zweckmäßig, wenn Sie sich hierbei füttern lassen. Allein das führt schon zu sichtlichem Wohlbehagen.

  Das ganze Essen und Schmecken wird zu einem vollkommen neuen Erlebnis und hilft, alte „schlechte" Eßgewohnheiten zu verändern.

- Lassen Sie sich die Augen verbinden und von Ihrem Partner mit kleinen Stückchen verschiedener Nahrungsmittel füttern. Lassen Sie sich Zeit! Kauen Sie langsam und konzentrieren Sie sich ganz aufs Schmecken. Teilen Sie Ihrem Partner Ihre Empfindungen mit. Erst danach sollte Ihnen das nächste Stückchen oder der nächste Schluck gereicht werden.

  Wählen Sie getrost sehr Unterschiedliches aus: Erdbeere, Mohrrübe, Zitrone, Salzbrezel, einen Schluck Tausendgüldenkraut-Tee, Banane, Ananas, Stachelbeere, Sauerkraut, ein Schluck Wein etc. Verzichten Sie aber bitte auf den Scherz mit der Badeseife!

RIECHEN

Liebe geht durch die Nase! Und nicht nur sie. Unser Geruchssinn steht in direkter Verbindung mit den ältesten Teil des Gehirns, wo Gefühle, Erinnerungen, Vorlieben, Abneigungen und auch unsere Sexualität „zu Hause" sind.

Die chemische Energie der Düfte wandelt sich in elektromagnetische Energie um und wirkt so unmittelbar auf die Psyche. Deshalb können die verschiedensten Gefühle, Erinnerungen und Verhaltensweisen durch Düfte geweckt werden.

Um in dieser abgasverpesteten und vermieften Welt nicht an der Nase herumgeführt zu werden, müssen wir etwas für unseren heruntergekommen Geruchssinn tun. Auch hierfür wieder einige Übungen:

- Entdecken Sie jeden Tag einen neuen Geruch! Riechen Sie an einer bestimmten Essenz, lassen Sie dabei Eindrücke, Bilder, Gefühle entstehen. Stellen Sie sich die Pflanze bildlich vor - so lange, bis sich der Duft eingeprägt hat.

- Stellen Sie sich vor, Sie wären ein neues Lebenwesen, das seine Sinneseindrücke allein durch die Nase bekäme. Gehen Sie in Ihrer Wohnung herum und versuchen Sie, an allem zu riechen, was Ihre Aufmerksamkeit erregt. Lassen Sie sich dabei viel Zeit! Der Ledersessel, der Teppich, die Pflanze, das Kissen, das Handtuch, die Illustrierte, der Fernseher usw.

- Ähnliches können Sie bei einem Spaziergang tun: Riechen Sie an den Baumstämmen, den Tannenzapfen, den Steinen, dem Gras, der Erde etc. Prägen Sie sich die Gerüche ein und versuchen Sie zu Hause, die einzelnen Gerüche noch einmal zu riechen, auch ohne das jeweilige Objekt!

- Wählen Sie sich einige ätherische Öle aus und riechen in aller Ruhe daran. Eine bewährte Methode besteht darin, ein wenig Öl auf einen Streifen Fließpapier oder ein Stück Watte zu träufeln. Prägen Sie sich etwa eine Minute lang den Geruch genau ein. Machen Sie sich danach bewußt, welche Gefühle und Assoziationen der Duft in Ihnen geweckt hat. Schreiben Sie Ihre Erfahrungen ruhig auf.

- Eine andere, schwierigere Übung besteht darin, jemanden zu bitten, verschiedene ätherischen Öle für Sie zu mischen und sich die Zusammensetzung zu notieren. Dann versuchen Sie, die einzelnen Zutaten herauszuriechen.

Solche fertigen Mischungen sind auch käuflich zu erwerben. Achten Sie aber darauf, daß die einzelnen Ingredienzien auf dem Etikett angegeben sind.

- Zünden Sie die Aromalampe mit einer Essenz Ihrer Wahl in einer Ecke Ihres Zimmers an. Sobald der Duft deutlich wahrnehmbar ist, entfernen Sie sich immer weiter von der Lampe, unter Umständen in den Flur oder ein anderes Zimmer, gerade immer so weit, bis Ihnen der Duft „verloren geht". Dann nähern Sie sich der Duftquelle wiederum bis zu dem Punkt, an dem Sie den Duft wieder ganz deutlich wahrnehmen. Danach aufs Neue zurück usw. Sie werden feststellen, daß Sie den Duft mit zunehmender Übung aus immer größerer Distanz erkennen können. Verwenden Sie nicht immer dieselbe Essenz.

Machen Sie sich die Wirkung der Essenzen zunutze, indem Sie immer dann, wenn es Ihnen gut geht, an einem bestimmten Öl riechen, das Sie mögen, zum Beispiel Zitrone, Orange, Limette, Rose, Jasmin oder auch an einer Mischung. Wenn Sie das einige Zeit praktiziert haben, können Sie das Öl in der entgegengesetzten Stimmung verwenden. Dann, wenn Sie traurig, mutlos und verzweifelt sind. Der Duft wird Ihnen helfen, die Erinnerung an Ihren glücklichen und zufriedenen Zustand wachzurufen und Sie werden leichter aus Ihren Depressionen herauskommen.

Durch die bisher beschriebenen Übungen schärfen sich unsere Sinne. Dies erweitert unsere Fähigkeit und Möglichkeiten gerade beim „Spiel der Liebe" ganz ungemein. Da Verführung, Sinnlichkeit und Verlangen soviel mit Düften zu tun haben, möchte ich Ihnen die einzelnen ätherischen Öle vorstellen, mit denen Sie Paläste aus 1001 Nacht, römische Orgien und orientalische Liebestempel herbeizaubern können. Auch bei sexuellen Problemen, die ohnehin meist geistig-seelische Ursachen haben, sind die Essenzen imstande zu helfen.

Sie lassen sich nach ihrer Wirkungsweise in vier Kategorien einteilen:

- entspannende, harmonisierende Öle, die Streß, Ängste und Verspannungen abbauen können, z.B. Rosen-, Neroli-, Cananga-, Ylang-Ylang-, Geranium-, Muskatellersalbeiöl, Honig absolue
- hormonell wirkende Öle, z.B. Angelika-, Cajeput-, Jasmin-, Anis-, Fenchel-, Kümmel-, Salbei-, Sandelholzöl
- direkt stimulierende Öle, z.B. Bohnenkraut-, Kardamom-, Pfeffer-, Zimtöl als Massageöle für den unteren Rückenbereich und
- erektionssteigernde Öle: Ginseng- und Wacholderöl (als Sitzbad)

BOHNENKRAUT

Das Bohnenkrautöl wirkt vor allem auf Geschlechtsdrüsen und Galle, die in engem Zusammenhang miteinander stehen. So tritt bei Männern nach Entfernung der Gallenblase häufig eine Prostatavergrößerung auf. Galle und Geschlechtsorgane sind wie das Bohnenkrautöl dem Mars zugeordnet. Daraus leitet sich auch schon ab, für welche Menschen das Bohnenkrautöl besonders geeignet ist: Für diejenigen, denen Mut und Tatkraft fehlen, ihre Sexualität zu gestalten, die aus Angst vor der Geschlechtlichkeit, der körperlichen Liebe, über eine platonische Beziehung nicht hinauskommen, für diejenigen, die still sind, sich nichts trauen und sich lieber zurückziehen, als ihre Wünsche und Bedürfnisse anzumelden. Das Bohnenkrautöl ist der wahre Freund, der das Ich stärkt, Antrieb zum Handeln gibt und Träume wahr werden läßt.

HONIG

Selige Wärme, umhüllt und geborgen,
erlebend und fühlend, ohne ein Morgen.
Süße, balsamisch, offen und weit,
in Liebe versunken, fern von der Zeit.

Seit Jahrtausenden finden der Honig und seine Produkte Verwendung als Aphrodisiaka. Das bekannteste Beispiel dafür dürfte der Met sein, mit Wasser vergorener Honig. Met läßt sich bereits für die Steinzeit nachweisen, Ägypter und Babylonier benutzen ihn; vom keltischen Siedlungsgebiet im Westen bis in die sibirische Taiga, nirgends, wo es Bienen gibt, verzichteten die Völker auf die Bereitung dieses köstlichen Tranks, gelegentlich, vor allem bei den Römern, mit verschiedenen Kräutern aromatisiert.
Bei den Indern wurde Met zur Luststeigerung und Durchblutungsförderung pur auf die Genitalien aufgetragen. Das Abschlecken der klebrigen Masse ist bestimmt die wohlschmeckendste und gesündeste Süßigkeit – danach aber das Zähneputzen nicht vergessen!
Kauen von Bienenwachs und die Einnahme von Blütenpollen und Gelée Royal steigern die körperliche Kraft und das sexuelle Verlangen. Honig absolue, der aus Honigwaben extrahiert wird, stellt seine Wir-

kungskraft besonders auf der emotionalen Ebene unter Beweis. Er ist der Inbegriff der Süße, die Geborgenheit, Entspannung und Erlösung schenkt.

Alle schweren Felsbrocken lösen sich von der Seele. Er vermittelt das Gefühl von „zuhause sein", von innigster Geborgenheit.

Honig absolue ist ein ausgezeichnetes Massageöl für den Unterleib. Er durchwärmt, löst Blockaden und Verspannungen und gibt Vertrauen zum eigenen Körper und dessen Bedürfnissen. Er öffnet die Pforten der Liebe auf ganz zarte und innige Art. Honig ist das richtige Liebesöl für Menschen mit tiefer Sehnsucht, denen aber Angst, Streß, Verspannungen und Unsicherheiten im Wege stehen.

HYAZINTHE

Hyazinthener Traum in schwarzblauer Nacht,
Gebettet in Samt und in Seide,
Fließend, vergessend, Duft sacht umhüllt.

Die Hyazinthe überfällt mit atemberaubender Süße und Intensität. Wie betäubt durch den Schlag dieser duftenden Keule bleibt das Opfer willenlos liegen und ist seinem Gegenüber wehrlos ausgeliefert. Dem betörenden Duft des Hyazinthenöls erliegt man auf der Stelle, wenn man nicht blitzschnell die Flucht ergreift.

Sind alle Versuche, den Mann oder die Frau Ihrer Träume für sich zu gewinnen, fehlgeschlagen, unternehmen Sie einen letzten Anlauf mit dem Öl der Hyazinthe; es ist die schwerste, süßeste, magischste Essenz der Sinnlichkeit.

Wer kann der Einladung widerstehen, sich dieser Fülle, diesem Wohlleben, diesem Wohlgeruch hinzugeben?

Die Hyazinthe bringt alles Eis zum Schmelzen – alles Wenn und Aber verstummt!

Jasmin

Mondwarme, jasmindurchtränkte Nacht.
Ewige Sehnsucht, randvoll das Herz.
Tropfende Süße, seliger Rausch.
Stilles Entzücken, fern aller Zeit.

Jasminöl ist das sinnlichste Öl schlechthin. Kaum jemand kann sich dem süßen, schweren, magischen Duft entziehen, wenn die mondfarbenen Jasminblüten ihren betörenden Atem an die lauwarme Sommernacht verschenken!
Ein süßer Strom erreicht die tiefsten Schichten unserer Seele und vermittelt uns Gefühle von Reichtum, Luxus, Fülle, Sinnlichkeit und Hingabe. Es erreicht in Sekundenschnelle Herz und Bauch, und der ewig rechnende, abwägende Kopf wirkt wie ein leerer Luftballon. Die seelischen und sexuellen Verkrampfungen lösen sich und machen einem wohligen Gefühl von tiefer, ursprünglicher Sinnlichkeit Platz.
Jasminöl stärkt die männlichen Geschlechtsorgane und wirkt der Impotenz entgegen. Hat weibliche Frigidität ihren Ursprung in seelischen Spannungen, Ängsten und Erwartungsdruck, hilft es, diese Blockaden zu lösen.
Bei Menstruationsbeschwerden sowie vor und während der Geburt wirkt es schmerzlindernd, entspannend und stimmungsaufhellend.
Jasminöl unterwirft beide Geschlechter einer berauschenden, fast unwiderstehlichen Anziehungskraft und ruft die Vorstellung der Traumfrau und des Traummannes hervor.

Kardamom

Das Kardamomöl hat einen stark anregenden, durchwärmenden und spritzigen Charakter. Es ist bestens geeignet für antriebsschwache, leicht gefühlskalte Menschen, die ein bißchen zu ernst und kopflastig sind. Ihnen vermag es wieder etwas Wärme, Humor und Lebendigkeit einzuhauchen.
Wunderbar mischt sich diese Essenz mit allen schweren, dunklen Ölen wie Sandelholz-, Jasmin-, Tuberose- und Patchouliöl. Ihnen gibt das Kardamomöl mehr Leichtigkeit und eine höhere Schwingung.

MOSCHUS

Verlangen, gespeist von den Kräften der Nacht,
blind, unbändig drängend.
Brünstiger Schrei nach dem anderen Geschlecht.
Leidenschaft, dunkel und heiß.

Moschus-Essenz aktiviert unsere „tierischen" Impulse und Instinkte.
Es läßt unseren inneren Tiger frei, eine Kraft, die aus dem Urgrund des
Seins kommt und sich nicht zwangsläufig im sexuellen Bereich äußern
muß. Drückt sie sich aber hier aus, dann in einem unmittelbaren, tota-
len Erleben, ohne Tabus und Einschränkungen.
Moschusöl ist die richtige Essenz für Menschen, die es bisher nicht ge-
wagt haben, sich einmal voll und ganz – ohne Rücksicht auf Verluste –
rauschhaft auszuleben und die schon andere Mittel ohne Erfolg aus-
probiert haben.

PATCHOULI

Irdische Wonne, warm duftende Körper in sinnlichem Rausch.
Tropfend schwer, purpurne, samtige Nebel.
Zwischen Wachen und Träumen in endloser Nacht.

Patchouliöl läßt keine Kompromisse zu: entweder man gehört zu seinen Liebhabern oder man kann es überhaupt nicht ausstehen.
Es ist ein schweres, waldiges, erdiges Öl, das uns in einen lasziven,
somnambulen Zustand versetzt und uns den Wonnen der körperlichen
Liebe zuführt. Patchouli ermöglicht es, sich einfach fallen zu lassen und
offen zu sein für das, was da kommen mag.
Hingabe, Genuß, Lust, 1001 Nacht, Orgien, Treibenlassen, alles Begriffe, die mit der Patchouli-Essenz in engem Zusammenhang stehen.
Wollen Sie eine Orgie wie in einem Märchen aus 1001 Nacht mit Ihrem
oder Ihrer Liebsten oder gar mit mehreren Liebsten feiern, so tun Sie
gut daran, auch reichlich Patchouliöl, am besten in Mischungen mit
Sandelholz-, Tonkabohnen-, Perubalsam-, Vanille-, Ylang-Ylang-, Mo-
schus- oder Jasminöl zu verwenden.

PETERSILIE

Petersilienöl paßt zu der Gattung Mensch, von der das folgende Märchen von Thekla von Gumpert erzählt: Es war einmal ein Junge namens Peter und ein Mädchen namens Silie; sie lebten mit ihrer Mutter in einer kleinen Stadtwohnung an einer großen Straße. Die beiden Kinder machten sich das Leben schwer und stritten den lieben langen Tag lang. Die Mutter, nennen wir sie Elisabeth, wußte weder ein noch aus und, als es einmal noch schlimmer als sonst war, schrie sie laut: „Warum, um Himmels Willen, hab' ich bloß zwei Kinder, die sich immer streiten, eines wäre doch auch genug!" und in diesem Augenblick wurde aus den beiden ein Wesen, die Petersilie!

Peter wuchs als Wurzel in einem schönen, goldenen Topf in die Erde und Silie wuchs als kleine, krause, grüne Blätter dem Himmel entgegen und setzte sich kleine weiße Blüten ins Haar.

Von nun an herrschten Frieden und Harmonie.

Petersilienöl paßt zu solchen Paaren, die ständig in Streit liegen und nie den richtigen Weg zu Einheit und Harmonie finden. Sie sind von ihren Anlagen her sehr verschieden und beide wollen oder können von ihren Standpunkte nicht abgehen. Dies erstreckt sich auf alle Lebensbereiche, vom Tisch bis zum Bett.

Das Petersilienöl nähert beide der Verschmelzung und räumt Vorwürfe und Zwistigkeiten aus dem Weg.

ROSE

Rote Rose, Feuersglut,
Leidenschaft und Übermut,
Lippen, sinnlich voll und weich,
Träume leben, götzengleich.

Die Rosenessenz hat Stil und Schönheit und läßt sich nur auf ganz bestimmte Art und Weise erobern.

Während andere Öle trunken machen oder die „tierischen" Instinkte ansprechen, können Sie mit dem Rosenöl ganz bewußt, mit hellen, klaren Sinnen verführen; gleich einem hellen, leichten Spiel, das am Anfang noch alles offen läßt, eine zart angedeutete Einladung, die zum

Ende hin in glühende Leidenschaft umschlagen kann.

Die Rose hat ein Spektrum von zart schmeichelnd bis hin zu feurig lodernd. Aber in jedem Fall müssen Sie der Essenz Zeit und Raum geben; sie ist in keinem Fall für einen Überfall oder einen „unmittelbaren Erfolg" zu haben. Aber Sie können die Rose als Türöffner zum Herzen eines anderen erleben.

SANDELHOLZ

Tempel der Liebe,
Herzen sich öffnen,
Ahnung der Einheit,
Zartes Verschmelzen.

Sandelholz ist ein „ruhiges" Öl. Es nimmt den Menschen aus der Zeit heraus, läßt jede Hektik und Unruhe verschwinden und schenkt eine ruhige, feierliche Stärke. Es schlägt die Brücke von der irdischen zur kosmischen Liebe.

Auf körperlicher Ebene wirkt es stärkend und kräftigend. Es macht ruhig und sicher, ist also besonders für unsichere Menschen geeignet, die aus Angst vor Problemen nach fünf Minuten schon „mit allem fertig" sind bzw. für Männer mit Neigung zur Impotenz. Sandelholzessenz ist ein sehr „männliches" Öl, es wirkt anregend auf die männlichen Geschlechtsorgane, regt die Produktion der männlichen Geschlechtshormone an und wirkt sich günstig auf die Potenz aus.

Die erotisierende Wirkung des Sandelholzöls steht auch in engem Zusammenhang mit seiner chemischen Ähnlichkeit zum Hormon Androstendion, das auch im männlichen Schweiß nachweisbar ist. In hoher Verdünnung ähnelt sein Geruch dem von Sandelholzöl. Schweiß- und Genitalgerüche wirken sehr stimulierend, unterstützt von Sandelholzduft erst recht.

SELLERIE

Sellerieöl wirkt ausgesprochen potenzsteigernd und kräftigend auf die Geschlechtsorgane.

Im 16. Jahrhundert berichtet der kräuterkundige Giambattista della Porta in seinem Buch „Magia Naturalis sive de Miraculis Rerum Naturalium", daß der Knüppel, auf dem die Hexen am Sabbat ausritten, mit einer Salbe eingerieben war, die überwiegend aus Sellerie bestand. Dieser „Besenstiel" wurde einem erigierten Penis gleichgesetzt.

Sellerieöl regt die Schöpfungskräfte in ihrer ursprünglichsten Form an. Paare, die sich ein gemeinsames Kind wünschen, finden im Sellerieöl ihren natürlichen Verbündeten. Es fördert ganz allgemein die körperliche Kraft und Widerstandsfähigkeit.

TUBEROSE

Ewige Verführung, unschuldig wissend,
Spiel der Sinne, lüstern und scheu.
Tiefer, warmer, vibrierender Ton.
Taumelnd und träumend, liebend und sterbend,
Gebend und nehmend, auf ewig verlor'n.

Durch seine entfernte Ähnlichkeit mit dem weiblichen Geschlechtsgeruch besitzt das Tuberoseöl die stärkste erotisierende Wirkung auf Männer. In wissenschaftlichen Untersuchungen wurde festgestellt, daß sich die Muskulatur des Mannes unwillkürlich anspannt, wenn er Tuberose riecht. Es ist atemberaubend und betäubend, in seiner Süße und Wirkung dem Hyazinthenöl vergleichbar.

Wenn Sie einen Mann verführen wollen, daß ihm die Sinne schwinden, „Hören und Sehen vergehen", aus ihm ein willenloses Opfer werden soll, dann machen Sie die Tuberose zu Ihrer Verbündeten!

Diesem Öl kann man regelrecht verfallen. So rief eine total verzweifelte Kundin an, die überall nach Tuberoseöl gefragt, aber keines bekommen hatte. Als ich ihr sagte, ich könne es ihr schicken, aber es komme noch Porto und Nachnahme hinzu, meinte sie: „Das ist mir egal, ich würde jeden Preis bezahlen!"

VANILLE

Flaum einer Feder auf samtbrauner Haut,
Schattige Palme an goldgelbem Strand.
Karamellene Süße, orchideenhaft voll,
Ewig geboren, das Herz nur vertraut.

Vanilleöl ist das Öl des Urvertrauens! Die große Beliebtheit des Vanil-
legeschmacks bei Eiscremes, Süßigkeiten etc. rührt von unseren ersten
Eindrücken her, die wir bei unserer Ankunft hier auf Erden machen.
Die Muttermilch schmeckt süßlich und leicht vanilleartig, so daß wir
mit der Vanille die innigsten Gefühle des Vertrauens und Geborgen-
seins verknüpfen.
Es ist Freund und Tröster, wenn unser emotionales Gleichgewicht aus
dem Lot geraten ist. Als Liebesöl schenkt uns die Vanille eine kindliche
Unbefangenheit, ein tiefes Vertrauen zu uns selbst und zum Partner.
Wenn Sie also jemanden verführen möchten, bei dem Sie noch einige
Skepsis und Mißtrauen spüren, versuchen Sie es einmal mit Vanilleöl!
In Mexiko, der Heimat der Vanille, gilt das Kauen von Vanilleschoten
als potenzstärkendes Mittel.

VEILCHEN

Kindliche Unschuld, geheimnisvoll lockend,
Wandernd auf Pfaden zwischen Himmel und Erde,
Zärtliches Spiel, schweigsam verführend, selige Freuden genießend.

Veilchen sind der Inbegriff der Unschuld und wirken wohl gerade deshalb so betörend. Es ist das Öl des jungen Mädchens, gerade zur Frau
gereift, noch scheu, aber voll zarter Sehnsucht nach den Freuden der
Liebe.
Wenn Sie sich nach Zärtlichkeit, feinen, zarten Spielen der Liebe sehnen, nach seidenen Schleiern, einfühlsamen Berührungen, nach Roman-
tik, Kerzenlicht und schmeichelnder Musik und sich zwischen Wachen
und Träumen hingeben möchten, dann ist Veilchenessenz das richtige
Öl für Sie.

VETIVER

Geheimnisvoll tief, erdhafter Schoß,
Gebärend in blauschwarzer Nacht,
Kräfte der Wurzeln, waldiges Moos,
Umfangend und stärkend, ganz sacht.

Vetiveröl verbindet uns wieder mit unseren Wurzeln, mit dem elementaren Sein. Es ist das richtige Öl für Menschen, die in ihren Köpfen festsitzen und lieber daran denken, etwas zu tun, als es auch wirklich anzupacken. Es hilft uns, wieder zu unserer Körperlichkeit zu finden und uns mit ihr zu verbinden. Vetiveröl regt die Sexualität auf eine sehr ruhige und tiefe Art an, vermittelt Sicherheit und Vertrauen in die eigene Kraft. Es regt die Produktion von weiblichen Geschlechtshormonen an, steigert die Empfängnisfähigkeit und macht „Weibliches noch weiblicher".

YLANG-YLANG

Im Herzen der Liebe
Wo niemals ein Wind weht,
Vom Mondlicht gestreichelt
Verströmt sich die Blüte,
Offenbart ihr Geheimnis,
Den Mächtigen der Nacht.

Ylang-Ylang ist ein eindeutig weibliches Öl. Mit ihm verbinden sich Begriffe wie exotisch, erotisch und leidenschaftlich.
Es hilft, Verhärtungen und Verkrampfungen aufzulösen und macht weich, berührbar und sinnlich.
Zu seiner erotisierenden Wirkung tritt noch eine euphorisierende Komponente.
Ylang-Ylang-Essenz ist besonders für streßgeplagte und ängstliche Naturen geeignet. Sie löst den Knoten der Angst vor der Angst und führt ins Hier und Jetzt, ins Vertrauen, in das Erleben und Handeln aus dem Bauch heraus, weg vom Kopf mit all seinen Wenns und Abers.
Schauen wir uns doch einmal an, wie wir unsere einzelnen Lebensbereiche sinnlicher gestalten können:

DIE WOHNUNG

Sinnlichkeit hat immer etwas mit Überfluß zu tun. Das heißt jetzt nicht, daß in Ihrem Wohnbereich alles aus Gold, Ebenholz und Alabaster bestehen muß. Mit etwas Phantasie läßt sich eine solche Atmosphäre auch mit wenigen Mitteln erzeugen!

Die Farbwahl:
Rot, Violett und Schwarz regen die Sinnlichkeit am meisten an. Diese Farben decken das Spektrum vom Feurig-Leidenschaftlichen bis zum Geheimnisvoll-Mystischen ab.

Stoffe und Kissen:
Die sinnlichsten Stoffe sind Samt, Seide, Satin und Brokat. Verwenden Sie diese Materialien für Ihre Vorhänge, Überdecken, Kissen etc., wobei Sie die einzelnen Stücke noch zusätzlich mit ätherischen Ölen beduften können. Am besten geben Sie hierzu 2 ml ätherisches Öl auf 100 ml destilliertes Wasser in einen Zerstäuber. Vor dem Besprühen immer wieder kräftig schütteln, da sich ätherische Öle nicht mit Wasser mischen. Am besten besprühen Sie immer die Rückseite des Stoffes und warten mit dem Benutzen, bis er wieder getrocknet ist. Sie können aber auch reines Rosenwasser oder ein anderes Hydrat verwenden.

Bei Kissen mit Inlett können Sie das ätherische Öl auch direkt auf das Inlett träufeln, warten, bis es eingezogen ist und dann die Kissenhülle wieder darüberziehen.

Hier einige sinnliche Mischungen aus ätherischen Ölen, die zur Beduftung von Stoffen geeignet sind:

SILKY TOUCH

5 Tropfen Canangaöl, 5 Tropfen Palmarosaöl,
5 Tropfen Bergamotteöl. 1 Tropfen Rosenöl

VELVET DREAM

3 Tropfen Patchouliöl, 3 Tropfen Siamholzöl,
3 Tropfen Sandelholzöl, 1 Tropfen Kardamomöl,
1 Tropfen Jasminöl, 1 Tropfen Vanilleöl

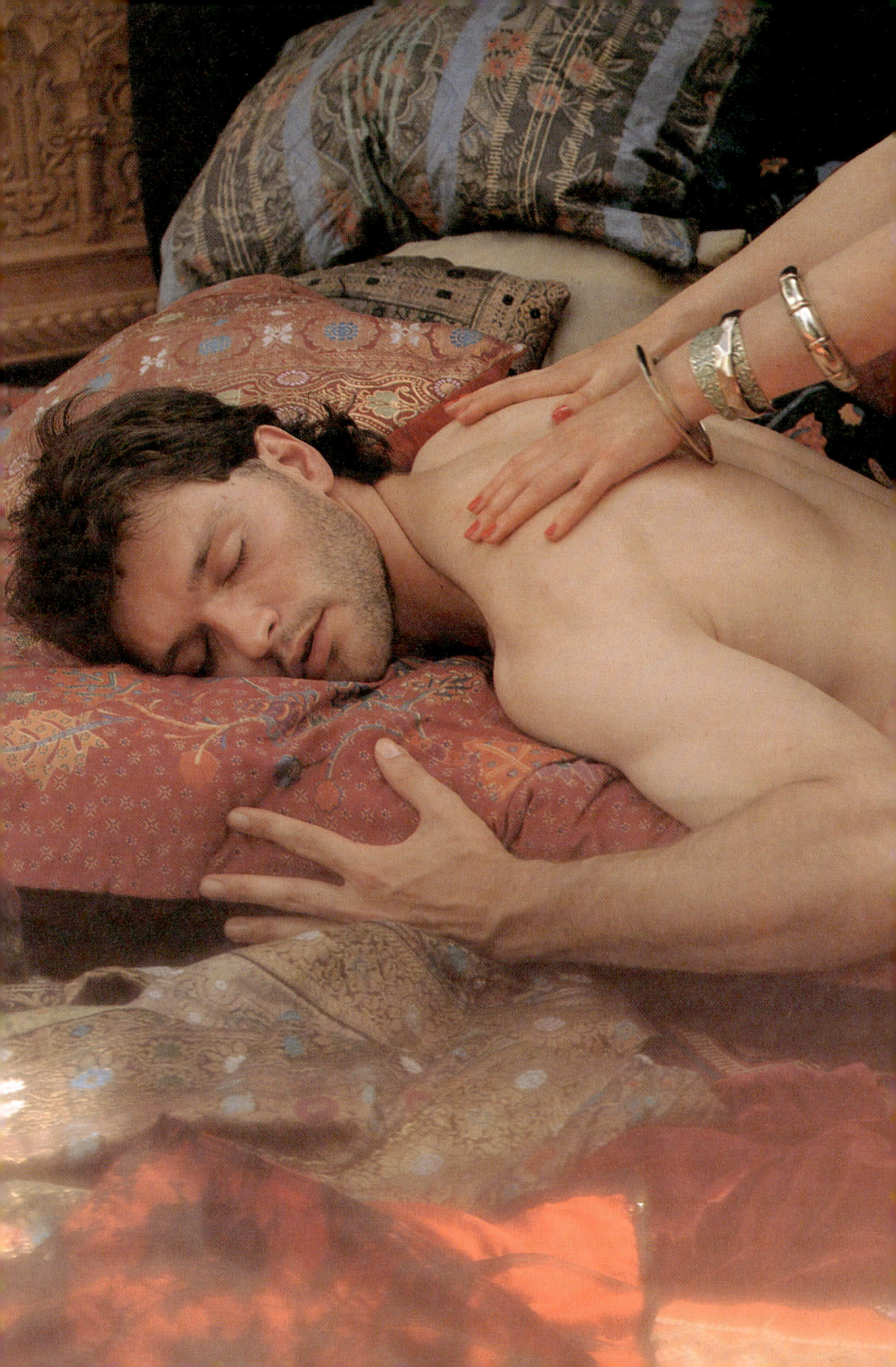

Black Magic

5 Tropfen Ylang-Ylang-Öl, 5 Tropfen Patchouliöl,
5 Tropfen Sandelholzöl, 1 Tropfen Tuberoseöl

Milk & Honey

3 Tropfen Zedernholzöl, 3 Tropfen Geraniumöl,
3 Tropfen Rosenholzöl, 1 Tropfen Hyazinthenöl,
1 Tropfen Honig absolue

Rosegarden

3 Tropfen Rosenholzöl, 3 Tropfen Geraniumöl,
3 Tropfen Palmarosaöl, 1 Tropfen bulgarisches Rosenöl

Duftkissen:

Das Spektrum reicht von kleinen Kissen für Schrank oder Schublade, um Wäsche und Kleidung einen verführerischen Duft zu verleihen, bis hin zu großen Kuschelkissen für Bett, Sofa oder Diwan. Für die Kuschelkissen ist es wichtig, daß Sie einen dicht gewebten Stoff für das Innenkissen und eine zusätzliche Hülle außenherum verwenden; ansonsten könnten etwas härtere Pflanzenteile beim Kuscheln erheblich stören! Die duftende Füllung aus Blüten, Gewürzen und anderen Pflanzenteilen können Sie immer wieder mit ätherischen Ölen auffrischen.

Hier einige Füllungen für sinnliche Kuschelkissen:

Oriental Express

300 g Jasminblüten, 300 g Rosenblüten, 300 g Verbeneblätter, 100 g Patchouliblätter

Zum Nachwürzen: 10 Tropfen Patchouliöl, 3 Tropfen Jasminöl, 2 Tropfen Rosenöl, 5 Tropfen Geraniumöl

GATES OF HEAVEN

300 g Orangenblüten, 300 g Sandelholzstücke, 300 g Patchoublätter, 50 g Zimtstückchen, 30 g zerstoßene Nelken, 20 g zerkleinerte Tonkabohnen
Zum Aromatisieren: 10 Tropfen Sandelholzöl, 3 Tropfen Petitgrainöl, 5 Tropfen Patchouliöl, 2 Tropfen Zimtöl

FLOWERS OF LOVE

200 g Rosenblüten, 200 g Pfingstrosenblüten, 200 g Malvenblüten, 200 g Sonnenblumenblüten, 100 g Ringelblumenblüten, 75 g Benzoeharz gemahlen, 25 g Iriswurzelpulver
Zum Beduften: 10 Tropfen Rosenholzöl, 5 Tropfen Geraniumöl, 5 Tropfen Lavendelöl

SECRET EMOTIONS

200 g Jasminblüten, 200 g Rosenblüten, 100 g Mohnblüten, 100 g Malvenblüten, 50 g Passionsblumenkraut, 50 g Himmelsschlüsselblumenblüten, 50 g Pomeranzenschalen geschnitten, 50 g Guajakholz gemahlen, 50 g Sandelholz gemahlen, 50 g Süßholz gemahlen, 30 g Veilchenblüten, 30 g Moschuskraut geschnitten, 20 g Muskatblüten, 20 g Galgantwurzel gemahlen
Zum Nacharomatisieren: 10 Tropfen Sandelholzöl, 3 Tropfen Jasminöl, 5 Tropfen Rosenholzöl, 2 Tropfen Rosenöl

Die kleinen Kissen für Schrank und Schublade füllt man am besten mit gemahlenen Kräutern und Gewürzen, da sie so flacher sind und besser zwischen die einzelnen Kleidungsstücke passen. Diese kleinen Kissen werden auch „Sachets" genannt. Die Zutaten gibt es fertig gemahlen zu kaufen, ansonsten können Sie sie selbst im Mörser oder mit einer Kaffeemühle zerkleinern. Das Pulver können Sie mit ätherischem Öl aromatisieren. Lassen Sie alles zusammen in einer gutschließenden Dose zwei Wochen stehen, bevor Sie die Mischung in die Kissen füllen.

Hier nun einige Rezepte für sinnliche Sachets, damit Ihre Wäsche verführerisch duftet:

LIEBESGEWÜRZ

30 g Orangenschalen, 20 g Zitronenschalen, 10 g Kardamom, 10 g Pfeffer, 10 g Nelken, 10 g Zimt, 10 g Koriander
Ätherische Öle zum Aromatisieren: 10 Tropfen Orangenöl, 5 Tropfen Zimtöl, 5 Tropfen Kardamomöl

PARADIESBLUME

25 g Rosenblüten, 25 g Jasminblüten, 15 Nelkenblüten, 15 g Muskatblüten, 10 g Benzoeharz, 10 g Veilchenwurzel
Ätherische Öle zum Beduften: 8 Tropfen Rosenholzöl, 4 Tropfen Geraniumöl, 4 Tropfen Perubalsamöl, 2 Tropfen Rosenöl, 2 Tropfen Jasminöl

SCHWARZE KÖNIGIN

25 g Patchouliblätter, 25 g Sandelholz, 10 g Weihrauchharz, 10 g Benzoeharz, 10 g Kardamomsamen, 10 g Süßholz, 10 g Zimt
Ätherische Öle zum Aromatisieren: 8 Tropfen Patchouliöl, 8 Tropfen Sandelholzöl, 4 Tropfen Perubalsamöl

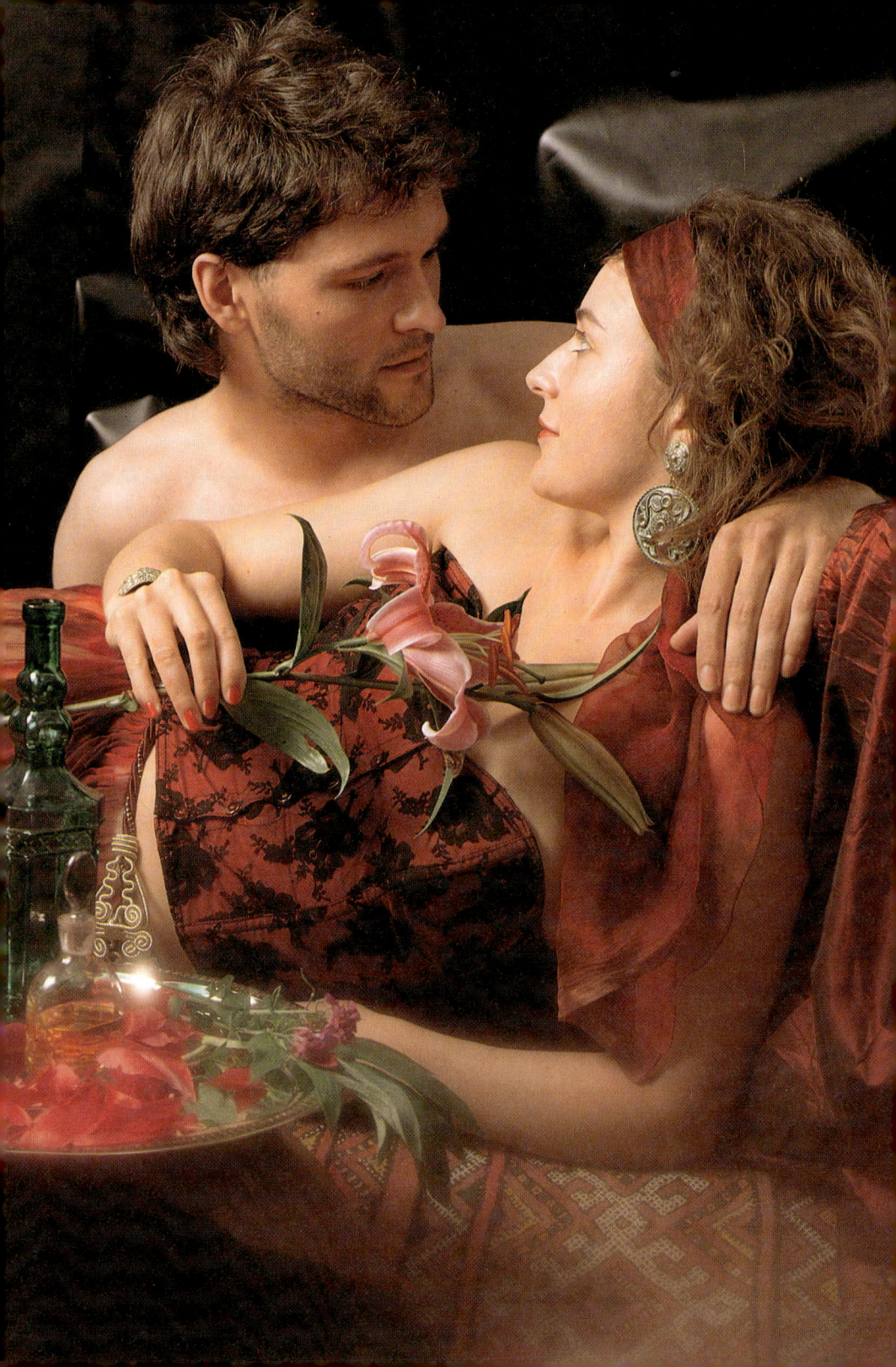

Sinnliche Potpourris:

Potpourris sind Mischungen aus getrockneten Blüten, Blättern, Gewürzen, Rinden und Schalen, die mit ätherischen Ölen aromatisiert werden. Die fertige Mischung gibt man am besten in dekorative Schalen und stellt sie im Wohn- oder Schlafbereich auf. Dort bilden sie reichhaltige sinnliche Orgien für Auge und Nase!

Die Herstellung eines Potpourris ist ganz einfach: Geben Sie alle trockenen Zutaten in ein verschließbares Gefäß und vermischen Sie das ganze. Anschließend träufeln Sie die ätherische Mischung darauf. Verschließen Sie das Gefäß und schütteln es mehrmals, damit alle trockenen Bestandteile von dem ätherischen Öl erreicht werden. Lassen Sie das ganze etwa zwei Wochen durchziehen. Dann können Sie das Potpourri in die Schüsseln geben. Wenn die Duftwirkung nach einiger Zeit nachläßt, können Sie mit den ätherischen Ölen nacharomatisieren.

Hier wieder einige Rezepte, die Ihrer Nase und Ihren Augen schmeicheln und Sie zur Sinnlichkeit verführen:

Tender Love

75 g Jasminblüten, 75 g Rosenblüten, 30 g Pfingstrosenblüten, 30 g Hibiskusblüten, 30 g Mohnblüten, 30 g rotes Sandelholz gemahlen, 30 g Zedernholz gemahlen

Ätherische Öl-Mischung: 20 Tropfen Rosenholzöl, 10 Tropfen Geraniumöl, 7 Tropfen Palmarosaöl, 3 Tropfen marokkanisches Rosenöl

Blue Lagune

60 g Rittersponblüten, 60 g Lavendelblüten, 60 g Malvenblüten (blau), 30 g Erikablüten, 30 g Kornblumenblüten, 20 g Blauholz (Stücke), 20 g Benzoeharz gemahlen, 10 g Iriswurzel gemahlen, 10 g Heidelbeeren ganz

Ätherische Öl-Mischung: 20 Tropfen Canangaöl, 3 Tropfen Perubalsamöl, 5 Tropfen Mandarinenöl, 10 Tropfen Lavendelöl, 2 Tropfen Vanilleöl

EASY LOVER

40 g Gänseblümchenblüten, 40 g Jasminblüten, 40 g Königskerzenblüten, 40 g Sonnenblumenblüten, 20 g Schlüsselblumenblüten, 40 g Zitronenschalen (in Streifen geschnitten), 20 g Muskatnüsse, 10 g Tonkabohnen, 10 g Ingwer gemahlen, 20 g Zimtstangen, 10 g Zimt gemahlen, 20 g Nelken (große), 10 g Nelken gemahlen, 20 g Sternanis (groß), 10 g Anis gemahlen
Ätherische Öl-Mischung: 7 Tropfen Rosenholzöl, 20 Tropfen Ylang-Ylang-Öl, 5 Tropfen Kardamomöl, 3 Tropfen Zimtöl, 3 Tropfen Limetteöl, 2 Tropfen Jasminöl

JOY OF LOVE

75 g Mohnblüten, 75 g Rosenblüten, 30 g Orangenschalen (Streifen), 30 g Patchouliblätter, 30 g Lemongrass, 30 g Nanaminze (Blätter), 20 g Zimtstangen, 20 g Tonkabohnen (ganz), 20 g Guajakholz (gemahlen), 10 g Galgant (gemahlen), 10 g Meisterwurz (gemahlen)
Ätherische Öl-Mischung: 15 Tropfen Rosenholzöl, 15 Tropfen Orangenöl, 6 Tropfen Geraniumöl, 2 Tropfen Rosenöl, 2 Tropfen Patchouliöl

FALLING IN LOVE

100 g Rosenblüten, 50 g Sandelholz rot (große Stücke), 30 g Zedernholz (große Stücke), 30 g Patchouliblätter, 30 g Verbenenblätter, 30 g Zimtstangen, 20 g Kardamomsamen, 20 g Tonkabohnen, 20 g Ingwer (gemahlen), 20 g Guajakholz (gemahlen)
Ätherische Öl-Mischung: 15 Tropfen Sandelholzöl, 10 Tropfen Zedernholzöl, 10 Tropfen Patchouliöl, 3 Tropfen Geraniumöl, 2 Tropfen Perubalsamöl

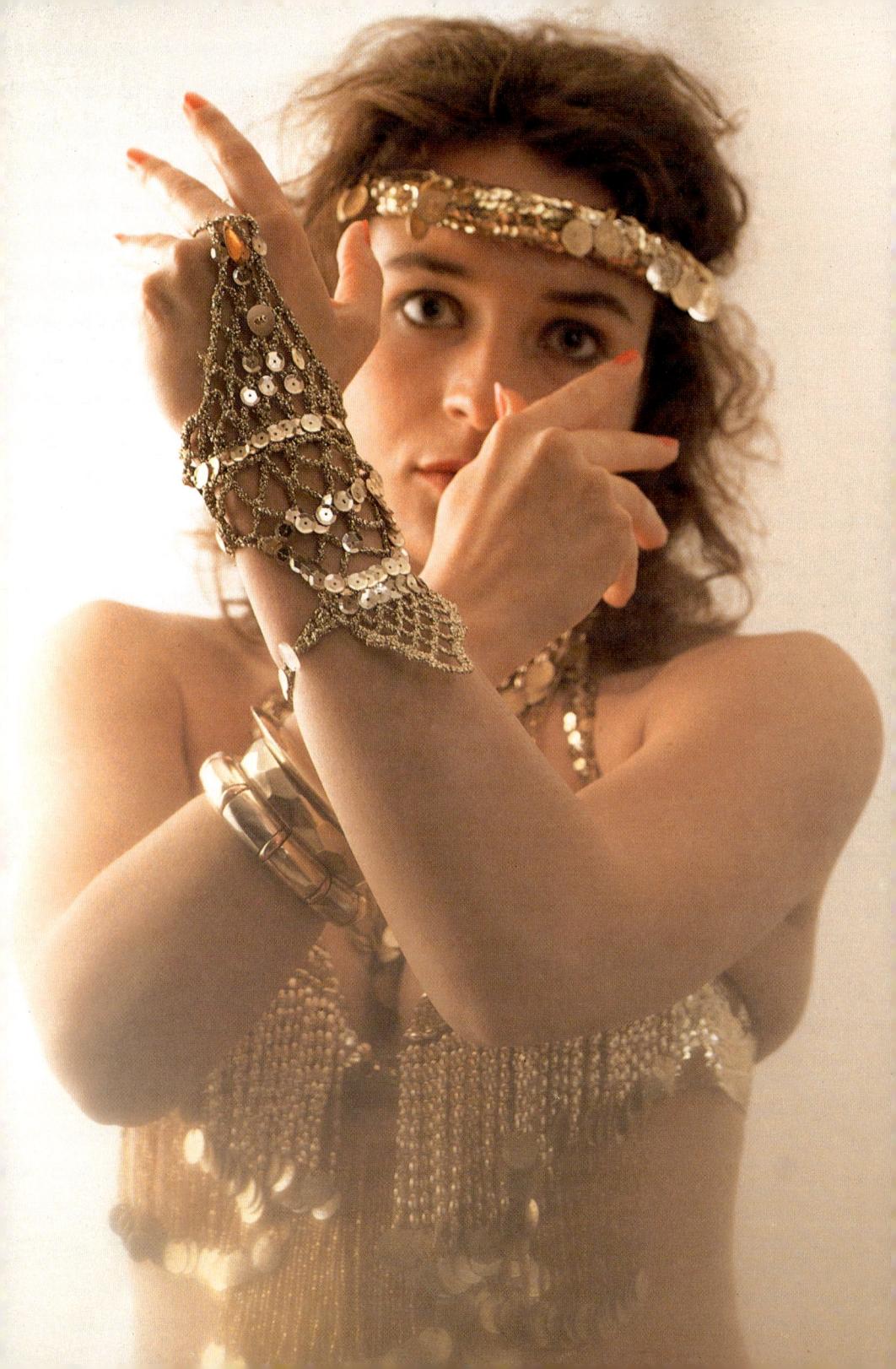

BELEUCHTUNG:

Können Sie sich ein zärtliches Liebesspiel unter einer Neonröhre vorstellen? Sicher, wenn die Anziehung so stark ist, daß Ort, Zeit, Name, Konfession und Schuhgröße im Taumel der Ereignisse verschwinden... Aber für alle anderen Gelegenheiten greifen Sie am besten zum Kerzenlicht. Es ist das schmeichelndste und zärtlichste Licht überhaupt. Es läßt alles weicher, fließender und harmonischer aussehen. Zudem können sie auch farbige Kerzen benutzen, wobei die Farben Rot, Violett oder Schwarz am erotischsten wirken. Wenn Sie darüber hinaus auch noch duftende Kerzen kaufen oder Sie stellen sie sich selbst her, indem Sie die Kerze kurze Zeit brennen lassen, bis sich ein kleiner See aus flüssigem Wachs gebildet hat. Dann löschen Sie die Kerze und träufeln ätherisches Öl oder eine Mischung hinein. Bei brennender Kerze könnte es eine Stichflamme geben, denn ätherische Öle sind leicht brennbar – deshalb Vorsicht. Danach zünden Sie die Kerze wieder an und haben einen wundervollen Duftspender.

Vermeiden Sie jedes direkte Licht, auch wenn Ihnen gerade die Kerzen ausgegangen sind, denn es entblößt und wirkt geradezu anstößig kalt. Dimmen Sie die Lichtquelle auf die niedrigste Stufe, stellen einen Paravent davor oder hängen ein farbiges Tuch vor die Stehlampe, aber Vorsicht, nicht zu nahe!

Die einfachste Art, einen Raum zu beduften, besteht darin, zwei oder drei Tropfen ätherischen Öls auf die Glühbirne zu träufeln, bevor das Licht eingeschaltet wird. Sobald sie sich dann erwärmt, verdampft das Öl und erfüllt den gesamten Raum.

Ein wunderschönes Licht geben auch Aromalampen aus farbigem Glas, Alabaster oder orientalische Hängelampen aus farbigem Guß mit ihren zierlichen Metallverstrebungen. Ein besonders sinnliches Licht verbreiten Jugendstillampen.

Für erotisch aromatisierte Kerzen oder Glühbirnen können Sie die anfangs beschriebenen aphrodisischen Essenzen verwenden. Im Kapitel über Sinnlichkeit aus der Aromalampe können Sie die entsprechenden Mischungen nachschlagen.

EINRICHTUNG:

Grundsätzlich sinnlich wirken alle runden, weichen, flexiblen, warmen und verspielten Gegenstände und Arrangements.

Alles Schroffe, Kalte, Starre und Kantige wirkt in die entgegengesetzte Richtung. Eine besonders sinnliche Atmosphäre erzeugen Sitz- oder Liegelandschaften mit vielen weichen, orientalischen Kissen und Decken.

Stellen Sie sich eine Liebeslandschaft vor: zwei große, aneinandergelegte Matratzen, eine Überdecke aus rotem Samt, drumherum weiche, große, mit Spiegelchen und Stickereien verzierte Kissen, ein kleiner geschnitzter Tisch (erhältlich bei Buntspecht Möbelservice, einfach Prospekt anfordern, Adresse am Ende des Buches), darauf ein schöner Flacon mit Massageöl, eine orientalische Aromalampe, die ihren Zauberduft verströmt, drei oder vier einzelne Kerzen oder ein kleiner Leuchter, ein Rosenstrauß, eine große Schale mit einem Rosenpotpourri, schwere Vorhänge aus dem gleichen Material wie die Überdecke, ein kleiner Perserteppich vor der Liebesstätte, alles in Rottönen gehalten, und darüber noch ein Baldachin aus Seidenstoff.

Wenn Sie dieses Arrangement noch kalt läßt, dann ist wohl auch alles andere vergebens!

Alle fließenden Stoffe, Baldachine, Decken, Vorhänge helfen beim Herstellen einer sinnlichen Atmosphäre. Seien Sie beim Kauf etwas großzügiger und nehmen Sie ruhig ein oder zwei Meter mehr. Um üppig zu wirken, muß der Stoff in vielen Falten fallen und fließen können. Diwane, kombinierte Sitz- und Liegewiesen, orientalische Sitzkissen aus Leder, üppige Teppiche, geschnitzte, ornamentierte Möbel mit Einlegearbeiten, dunkle Möbelstücke aus exotischen Hölzern, Tischchen aus duftendem Sandel- oder Zedernholz, all das regt Ihre Sinne an!

Zusätzlich noch urtümliche, handgeschnitzte Statuen aus Afrika, fein gearbeitete Figuren der indischen Gottheiten Shiva oder Kali oder geschnitzte Balken mit Frucht- und Blumenmotiven aus Bali. Holz- oder Marmorböden in einem warmen Farbton, kuschelig weiche Teppiche, Tierfelle etc. An den Wänden Spiegel und erotische Poster, Fotos oder Bilder. Am schönsten sind solche, die nur eine Andeutung von Sinnlichkeit ausdrücken – mit weichen Schattierungen und Verläufen.

Wenn Sie in der glücklichen Lage sind, einen Kamin in Ihrer Wohnung oder Ihrem Haus zu haben, können Sie Ihre Sinnlichkeit sehr stark erfahren. Kuscheln Sie sich, in Decken und Kissen gehüllt, vor den Kamin, lauschen Sie dem geheimnisvollen Knistern des brennenden Holzes, spüren Sie die wohlige Wärme in Ihren Körper eindringen und schauen Sie dem unermüdlichen Spiel der Flammen zu. Das Feuer ist ein ewiges Symbol für Werden und Vergehen, für Leben und Tod, Liebe und Leidenschaft. Sie können sich dabei ganz tief entspannen und das äußere Feuer kann Ihr inneres entzünden. Werden die Holzscheite vorher mit etwas ätherischem Öl betropft, Tannenzweige oder ähnliches mitverbrannt, schmeichelt es Ihrer Nase noch zusätzlich.

Ein weiteres Accessoire sind Brunnen. Sie verbreiten ein Flair aus 1001 Nacht. In keinem Palast fehlten die Brunnen. In Fachgeschäften gibt es Wasserpumpen zu kaufen, die Sie entweder für Springbrunnen oder für einen plätschernden Brunnen benutzen können.

Für einen Springbrunnen reicht ein großes Keramikgefäß; das Wasser selbst ist Zierde und Dekoration genug, wie es, ohne zu ermüden, in immer neuen Formen nach oben strebt, um kurze Zeit später, in tausende Tropfen zerteilt, wieder nach unten zu stürzen, immer im „ewigen" Kreislauf. Bei der anderen Art Brunnen geht von der Pumpe ein Schlauch aus, der durch einen durchbohrten Stein geleitet wird. Das Wasser tropft und plätschert dann diesen Stein herunter – wie ein kleiner Wasserfall. Diesen Brunnen können Sie manngifaltig mit Steinen, Wurzeln und Pflanzen dekorieren.

Auf vielerlei Art schaffen diese Brunnen eine sinnliche Atmosphäre. Die Geräusche des fließenden Wassers haben eine überaus beruhigende und entspannende Wirkung. Sie erinnern sinnbildlich an das Eingebettetsein in den Fluß allen Seins.

Auf seinem Weg durch die Luft und das Wiedereintauchen reichert das Wasser die Raumluft mit Feuchtigkeit und negativen Ionen an, die dafür sorgen, daß Schmutzpartikel und Krankheitserreger gebunden werden und zu Boden sinken, und wir uns gesünder und vitaler fühlen.

In die Brunnen können Sie auch ein paar Tropfen ätherischen Öls geben, oder, wenn Sie ganz verschwenderisch sind, ihn mit Rosenwasser betreiben.

Mit Topfpflanzen und Blumen verzaubern Sie Ihre Wohnräume. Am besten wirken kräftige, großblättrige Gewächse aller Art im Wohn- und Schlafbereich: ein großgewachsener Philodendron, Avocadobäume, Papyrus etc. – alles, was üppig und exotisch wirkt. Zusätzlich emp-

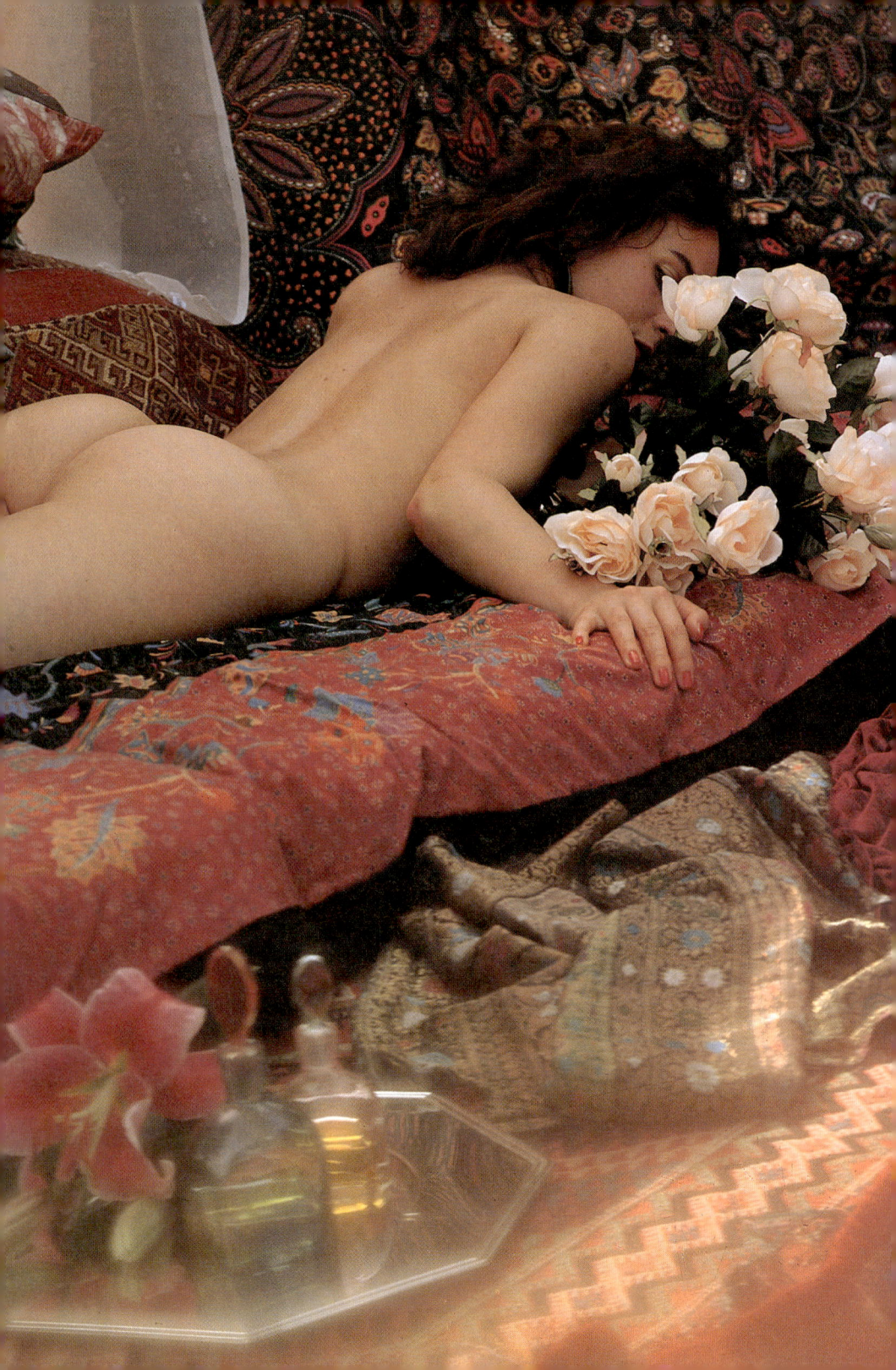

fehlen sich immer Schnittblumensträuße, wobei sich Rosen, Jasmin, Lilien, Malven, Passionsblumen, Pfingstrosen, Flieder oder Maiglöckchen besonders anbieten.

Eine letzte Abrundung ermöglichen bunte Glasflacons mit ätherischen Ölen, Massage- oder Badeölen. Schön geformte Schalen mit rotbackigen Äpfeln, Trauben, Granatäpfeln, Orangen, Mandarinen oder duftenden Potpourris, schillernden Glaskugeln, Ketten, Ringen, Armbändern, vor allem auch große Kristalldrusen und Stücke von Halbedelsteinen wie Amethyst, Goldtopas, Bergkristallspitzen; verstreute trommelpolierte Halbedelsteine, Achatscheiben etc., dazu noch Klanginstrumente wie Trommeln, Klangschalen, Zimbeln. Dazu noch Musikcassetten oder Schallplatten mit orientalischer, afrikanischer, romantischer oder klassischer Musik.

KLEIDUNG:

Auch hier gilt, wie im Bereich des Wohnens: Drücken Sie Ihre Sinn-lichkeit und Lebensfreunde auch in Stoffart, Farben und Mustern aus. Als Stoffe sind wieder alle fließenden und weichen Gewebe zu empfeh-len: Seide, Samt, Brokat, schwere Viskose, Satin, Mohairwolle, obwohl eine Jeans aus relativ robuster Baumwolle auch sehr erotisch wirken kann. Sie müssen sich in Ihrer Kleidung pudelwohl fühlen, der Stoff muß sich auf Ihrer Haut angenehm und wohlig anfühlen. Dessous aus Seide, feiner Baumwolle oder Viskose umschmeicheln und streicheln den Körper und schaffen eine zärtliche und sinnliche Grundstimmung. Eine alte Weisheit, wenn Sie Ihre Reize zeigen möchten: Stellen Sie die-se nicht zu sehr zur Schau, lassen Sie eine Ahnung durchscheinen, ei-nen Knopf geöffnet, daß sich gerade so etwas erahnen läßt…

Das wirkt wesentlich erotischer als schiere Nacktheit.

Wählen Sie die Farben, die Ihnen selbst am besten gefallen, die Ihrem Typ am ehesten entsprechen. In der Tendenz wirken auch bei der Klei-dung Rot, Orange, Violett und Schwarz besonders erotisch.

Als Muster wirken Drucke von pflanzlichen Motiven und Tieren wie Schlangen, Drachen, Pfauen, Paradiesvögeln, Raubkatzen und orienta-lische Ornamente, mit Pailletten und Spiegeln dekorierte Einsätze sehr sinnlich.

Kombinieren Sie Ihre Garderobe mit prächtigen Gürteln, Ketten, Rin-gen, Arm- und Haarbändern und anderem Haarschmuck und vergessen Sie nicht, daß Sie Ihre ganze Garderobe auch zum Duften bringen können. Das ist auf mehrere Arten möglich: Sie können ins Waschpul-ver oder in den Weichspüler einige Tropfen ätherisches Öl geben. Wenn Sie einen Trockner benutzen, können Sie ein Stückchen Stoff mit äthe-rischem Öl tränken und zur Wäsche hinzugeben.

Für Schrank und Schublade können Sie Sachets verwenden, deren Her-stellung im Kapitel Duftkissen schon beschrieben wurde, indem Sie diese kleinen Kissen zwischen zwei Lagen Wäsche legen.

Eine ähnliche Variante: Sie beträufeln Löschpapier mit ätherischen Ölen, warten bis das Papier nicht mehr feucht ist und legen es dann zwischen Ihre Wäsche. Sie können auch Duftgefäße im Schrank auf-stellen, das sind kleine Keramikgefäße mit einer Öffnung, in der meist ein Korken steckt. Die untere Hälfte dieser Fläschchen oder Tiegel ist glasiert, die obere Hälfte aus unglasiertem Ton. Da dieser für ätherische

Öle durchlässig ist, kann deren Duft in den Innenraum des Schrankes gelangen und beduftet Ihre Wäsche dort ganz zart.

Schließlich gibt es noch Holzkugeln und -aufhänger, die mit ätherischen Ölen getränkt werden. Legen Sie diese in Ihre Schubladen oder hängen Sie sie offen in den Schrank. Neben dem Dufteffekt für Ihre Kleidung halten die meisten Varianten auch Motten, Holzwürmer und alle anderen erdenklichen Insekten von Ihren Schränken fern.

Schenken Sie bei der Beduftung Ihrer Wäsche den zarten Dessous und der Bettwäsche besondere Aufmerksamkeit!

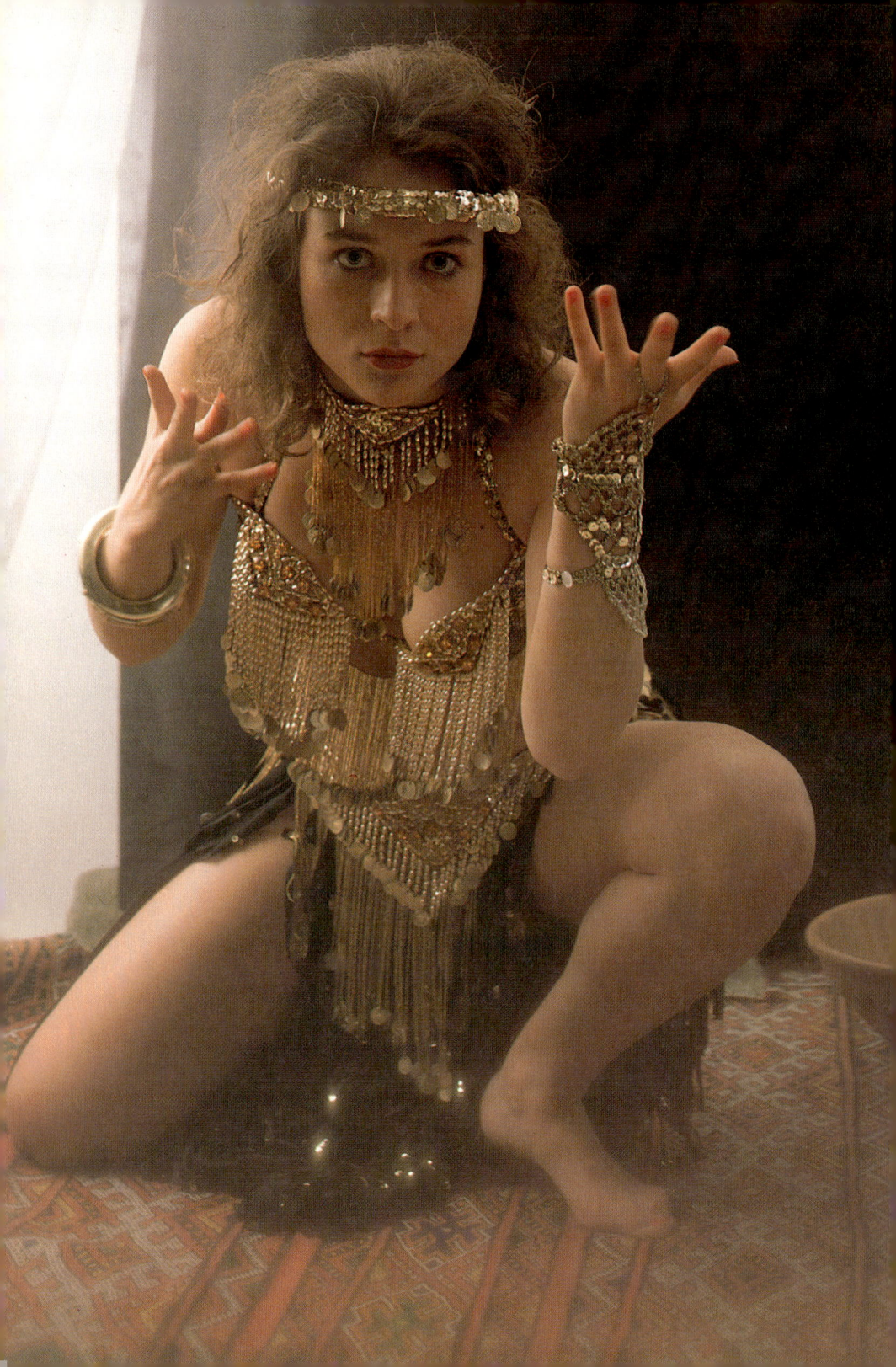

Sinnliche Erfahrung von Sein und Bewegung

Am Anfang des Buches ging es schon um die Schulung und Erfahrung unserer Sinne und Sinnlichkeit. Hier soll noch einmal umfassend gezeigt werden, daß Sinnlichkeit nichts Exotisches ist, sondern eine unmittelbar erfahrbare Qualität hat.

Nutzen Sie jede Gelegenheit, zu spüren und zu empfinden. Alle sinnlichen Erlebnisse sind realer als der brillanteste Gedanke! Wenn Sie zu Fuß, mit dem Fahrrad, Auto oder öffentlichen Verkehrsmitteln unterwegs sind, in jeder Sekunde können Sie erfahren, wie die Füße beim Gehen abrollen, welche Muskeln sich bewegen, den Wind in den Haaren, die Sonne oder den Regen auf der Haut spüren. Beim Sitzen empfinden Sie, wo und wie Sie sitzen, welche Stellen aufliegen, welche Muskeln angespannt sind, wie Ihre Beine postiert sind, ob die Füße kribbeln…

Beim Liegen, welche Körperteile aufliegen, wie sich der Untergrund anfühlt, wo im Körper Anspannung und Entspannung vorherrscht. Und am allerwichtigsten: Suchen Sie immer nach der Position oder Haltung, in der Sie sich am wohlsten fühlen!

Und seien Sie empfänglich für alle Eindrücke, die Ihnen begegnen, ob Vogelzwitschern, Muskelkater, Tränen, Sonnenschein, Schlafen, Duschen, Eisessen; überall erwarten Sie unzählige Botschaften, die Ihnen helfen, mehr über sich und die Welt zu erfahren. Seien Sie ohne Vorurteile einfach neugierig! Nehmen Sie wahr und überlassen Sie sich dem Leben. Fast wie von Geisterhand werden Sorgen, Probleme, Depressionen und dunkle Schatten weichen! Die Energie verlagert sich vom kalkulierenden Verstand auf das unmittelbare Erleben!

DER KÖRPER UND SEINE PFLEGE

Erforschen Sie selbst Ihren Körper. Berühren Sie sich, erkunden Sie die unterschiedliche Beschaffenheit Ihrer Haut. An welchen Stellen ist sie weich, hart, zart, warm, kalt, großporig, feucht, trocken, faltig, glatt, wie fühlt sich eine Warze, ein Muttermal und Hornhaut an, wie unterscheiden sich Kopf-, Achsel-, Scham-, Arm- und Beinbehaarung. Für welche Körperteile haben Sie ein starkes Gefühl, welche nehmen Sie kaum wahr?

Spüren Sie die Beschaffenheit der Zähne, umfahren Sie jeden einzelnen Zahn mit der Zunge, auch den Gaumen, die Innenseite der Backen, die Lippen. Ertasten Sie die Struktur Ihrer Nägel, fahren Sie mit dem Finger die Bahnen Ihrer Adern nach, legen Sie die Hand auf Ihr Herz und spüren Sie, wie das Leben in Ihnen pulsiert, streichen Sie zärtlich über Ihre Wimpern und Augenbrauen und staunen Sie über das Linienspiel auf Ihren Händen, entdecken Sie diese und noch tausend andere Wunder an Ihrem Körper!

Dann wird es Ihnen auch sicherlich Freude bereiten, diesen Körper zu pflegen, denn gerade auf diesem Gebiet warten unzählige sinnliche Erfahrung auf Sie: Einseifen, Haarewaschen mit Kopfmassage und anschließender Haarpackung, Gesichtsmasken, -packungen und -cremes, schaumige oder ölige Bäder, Massage- und Köperöle und -lotionen, Fußbalsam, Handcremes, dekorative Kosmetik vom Lippenstift bis zum Nagellack und, last but not least, das sinnliche Parfüm.

Sich pflegen hat immer auch die Bedeutung von sich selbst Aufmerksamkeit und Zuwendung schenken, von Entspannen und Genießen, sich etwas Gutes tun!

BADEÖLE

Hierbei ist zu beachten, daß sich ätherische Öle nicht freiwillig mit Wasser mischen. Sie benötigen einen Lösungsvermittler (Emulgator). Die Chemie bietet mannigfaltige Möglichkeiten; da aber ein gesundes Körperbewußtsein vor allem bedeutet, zu überprüfen, womit ich meinen Körper pflege, sollten Sie zu einem natürlichen Emulgator greifen. Sie können zwischen Vollmilch, Molke, Sahne, Honig und Lecithin wählen. Versuchen Sie es doch einmal mit Milch und Honig, wenn Sie sich wie Kleopatra fühlen möchten.

Für ein Wannenbad à la Kleopatra benötigen Sie 500 ml Vollmilch, 250 ml Sahne, 3 bis 4 Eßlöffel flüssigen Honig oder 100 ml flüssiges Lecithin (aus der Sojabohne gewonnen). Zu einem dieser Emulgatoren geben Sie nun 20 Tropfen ätherisches Öl, verrühren alles miteinander und geben die Mischung dem Badewasser zu.

Hier die aphrodisischen Mischungen:

SEA OF LOVE
7 Tropfen Sandelholzöl,   7 Tropfen Patchouliöl,
2 Tropfen Bergamotteöl,   2 Tropfen Geraniumöl,
1 Tropfen Rosenöl,   1 Tropfen Jasminöl

JOY OF LOVE
7 Tropfen Ylang-Ylang-Öl,   7 Tropfen Sandelholzöl,
4 Tropfen Palmarosaöl,   1 Tropfen Jasminöl,
1 Tropfen Hyazinthenöl

BOAT ON THE RIVER
10 Tropfen Rosenholzöl,   5 Tropfen Spiköl,
3 Tropfen Geraniumöl,   1 Tropfen Tuberoseöl,
1 Tropfen Perubalsamöl

APHRODITE'S CHILD
10 Tropfen Ylang-Ylang-Öl,   4 Tropfen Rosenholzöl,
4 Tropfen Palmarosaöl,   1 Tropfen Mairosenöl,
1 Tropfen Neroliöl

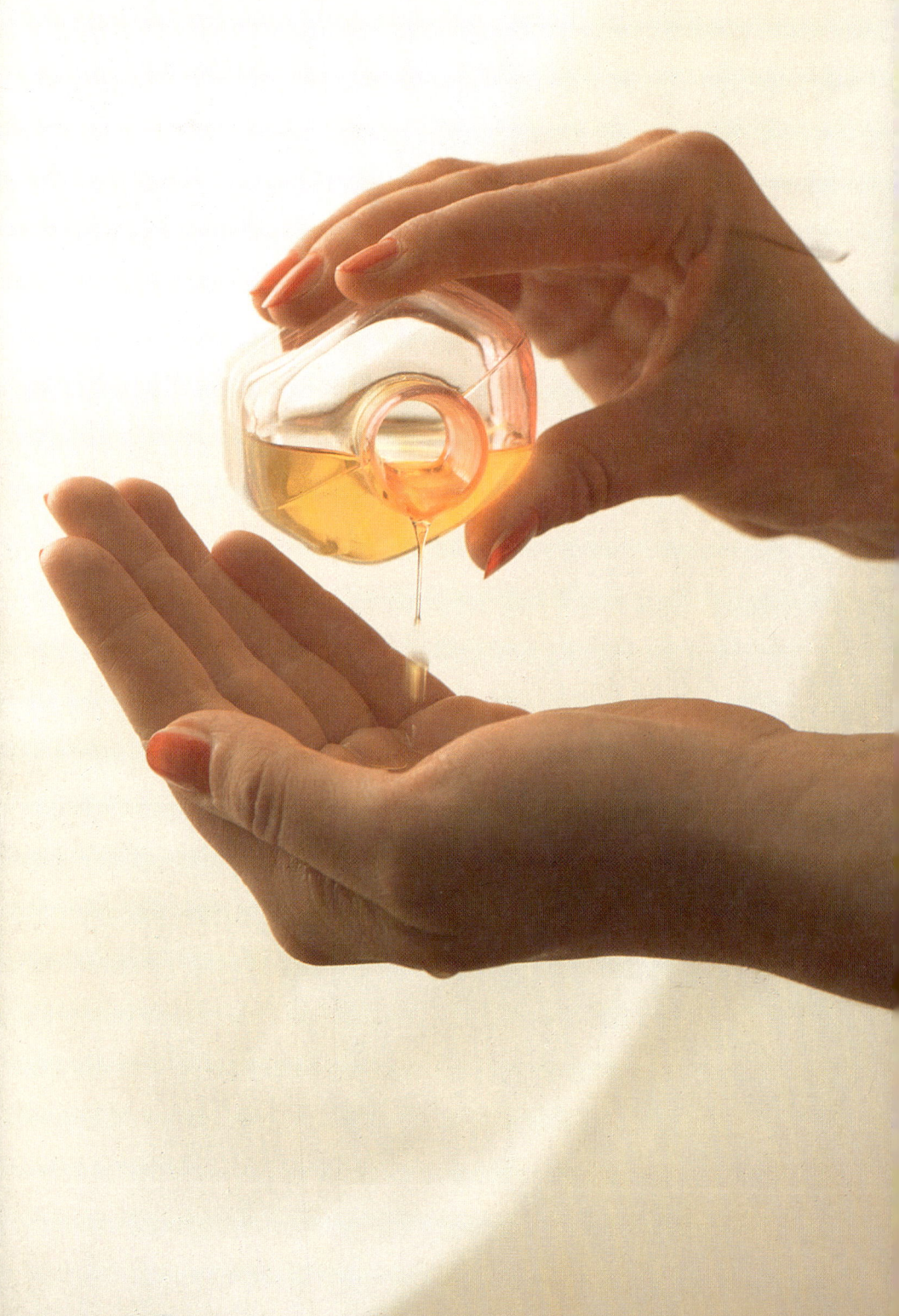

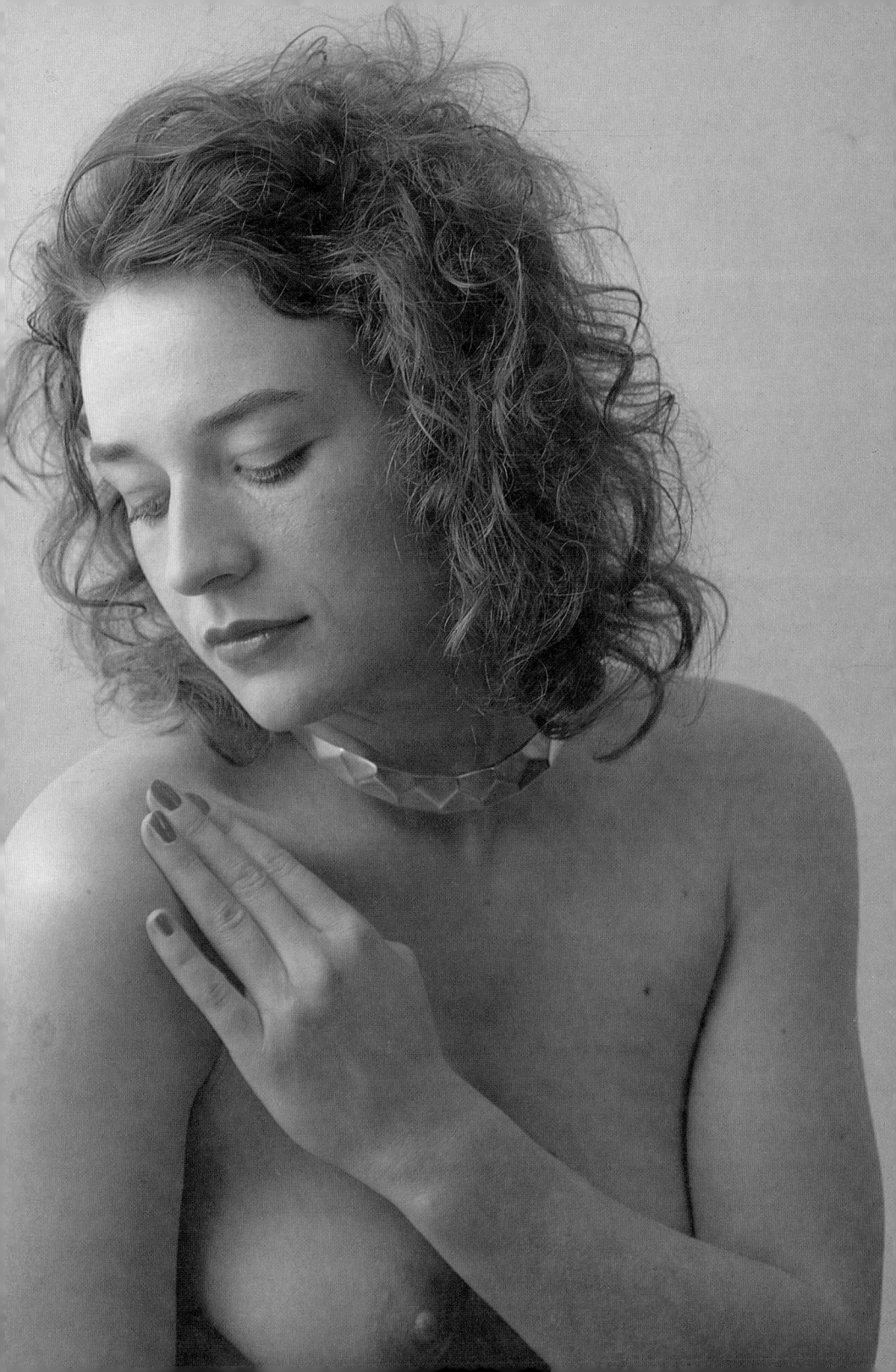

DEEPEST OCEAN
8 Tropfen Sandelholzöl,
3 Tropfen Vetiveröl,
2 Tropfen Jasminöl
5 Tropfen Ylang-Ylang-Öl,
2 Tropfen Patchouliöl,

WAVES
6 Tropfen Canangaöl,
5 Tropfen Mandarinenöl,
2 Tropfen Pimentöl
5 Tropfen Bergamotteöl,
2 Tropfen Kardamomöl,

SOS
5 Tropfen Sandelholzöl,
5 Tropfen Bergamotteöl,
2 Tropfen Kardamomöl,
5 Tropfen Geraniumöl,
2 Tropfen Korianderöl,
1 Tropfen Pfefferöl

BLUE LAGUNE
8 Tropfen Ylang-Ylang-Öl,
4 Tropfen Rosenholzöl,
2 Tropfen Vanilleöl,
4 Tropfen Mandarinenöl,
2 Tropfen Jasminöl,

DIVE DEEP
5 Tropfen Sandelholzöl,
4 Tropfen Patchouliöl,
2 Tropfen Vanilleöl,
5 Tropfen Zedernholzöl,
3 Tropfen Kardamomöl,
1 Tropfen Tonkabohnenöl

HOME ON THE BEACH
4 Tropfen Ylang-Ylang-Öl,
4 Tropfen Geraniumöl,
2 Tropfen Vanilleöl,
4 Tropfen Palmarosaöl,
4 Tropfen Rosenholzöl,
2 Tropfen Limetteöl

Damit Sie ein solches Erlebnis auch wirklich in vollen Zügen genießen können, möchte ich Ihnen ein wunderschönes Baderitual vorschlagen, das Sie natürlich nach Ihren eigenen Bedürfnissen verändern und ausbauen können und sollen.

Die meisten Menschen machen es für sich selbst nämlich nicht so gemütlich und sinnlich, als wenn sie einen anderen Menschen zu Besuch erwarten. Aber für die Entwicklung der eigenen Sinnlichkeit ist es ganz wichtig, auch für sich alleine eine schöne Atmosphäre zu schaffen!

In einem sinnlich gestalteten Badezimmer dürfen zwar Spiegel, große Grünpflanzen, flauschige Handtücher und Bademäntel, Dufttiegel und Flacons, Kerzen, Obstschalen, Massage- und Badeöle, duftende Seifen und Parfüms nie fehlen, für dieses Baderitual aber nehmen Sie sich vor allem ausreichend Zeit, stellen Wohnungsklingel und Telefon ab und seien Sie dieses „eine" Mal besonders verschwenderisch:

Während das Wasser wohlig warm in die Wanne plätschert, zünden Sie ein paar Kerzen in Ihrer Lieblingsfarbe an, geben auf 1/4 Liter Sahne drei Eßlöffel Honig und 7 Tropfen Jasminöl, verrühren die Zutaten miteinander und fügen sie dem Badewasser hinzu. Als Krönung streuen Sie 2 bis 3 Hände voll Rosenblätter auf die Wasseroberfläche. Dazu am Rand der Badewanne eine Palme, die ihre Wedel über das Wasser streckt, dicke flauschige Handtücher, ein Blumenstrauß, eine kleine Schale mit leckeren Früchten, ein kleines Glas Wein, Likör oder Fruchtsaft, Seidentücher, zarte, leise Musik und paar schöne Flacons mit ätherischen Ölen. Bereiten Sie alles vor und verlassen Sie das Badezimmer, als wüßten Sie gar nicht, was Sie hinter der Tür erwartet!

Dann treten Sie wieder ein in diese kleine Welt aus lieblichem Duft, Kerzenschimmer und einladendem Wasser. Bewegen Sie sich ganz langsam, wie in Zeitlupe, und versuchen Sie, sich ganz den Eindrücken hinzugeben. Spüren Sie, wie die Zehen ins Wasser eintauchen, die Knöchel, die Waden, die Knie, die Oberschenkel …

Lassen Sie sich Zeit, empfinden Sie die wohlige Wärme und den einhüllenden Duft, der Sie wie ein geliebter Mensch empfängt. Die Wärme dringt durch jede Pore des Körpers ein, und das Wasser schenkt tiefe Geborgenheit, wie im Schoß der Mutter.

Wenn der gesamte Körper mit Ausnahme des Kopfes eingetaucht ist, schließen Sie die Augen und geben sich ganz Ihren Empfindungen hin. Spüren Sie, wie sich sämtliche Muskeln entspannen, wie die Atmung immer tiefer und gleichmäßiger wird. Fühlen Sie sich wie die Königin von Saba oder der Kalif von Bagdad, umhegt, umsorgt, verwöhnt, schwimmend und treibend in unendlichem Überfluß. Sie müssen nichts tun, nichts denken, nichts sein …

Nach dieser Reise tauchen Sie einige Male ganz unter. Achten Sie auf Ihre Empfindungen, auf die veränderten Geräusche, auf die schwerelose Art der Bewegungen, auf die Luftblasen aus Nase und Mund, auf das

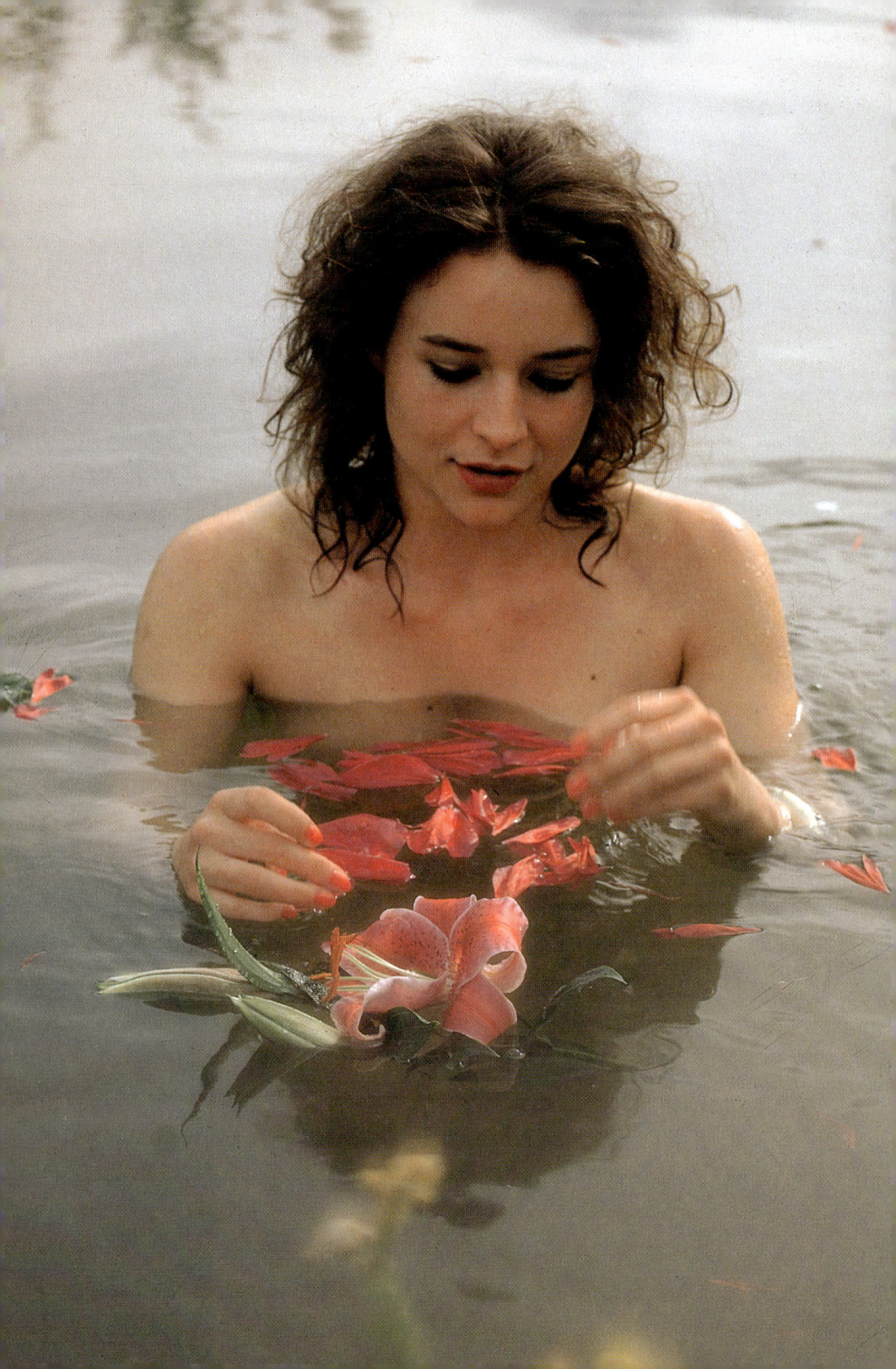

Umhülltsein von Wasser.

Wenn Sie von Ihren Ausflügen in die Unterwasserwelt zurück sind, brauchen Sie erst einmal eine kleine Stärkung. Nehmen Sie eine Frucht, schauen Sie sich genau Farbe, Form und Beschaffenheit an, so, als hätten Sie noch nie etwas ähnliches in Ihrem Leben gesehen, riechen Sie daran und versuchen Sie, sich den Geruch genau einzuprägen. Erst dann führen Sie die Frucht zum Mund, spüren deren Beschaffenheit mit Zunge und Lippen und beißen vorsichtig ab. Schmecken Sie jede Nuance und kauen Sie jeden Bissen, bis alles flüssig wird. Beobachten Sie, wie der erste Geschmack war und was weiter damit geschieht. Sie werden nämlich nach einiger Zeit des Kauens ganz andere Geschmackserlebnisse wahrnehmen als am Anfang.

Mit dem Getränk gehen Sie genauso um. Nehmen Sie das gefüllte Glas zur Hand, schauen Sie sich in Ruhe die Farbe und die Konsistenz der Flüssigkeit an, riechen am Glas und nehmen den Geruch tief in sich auf. Führen Sie das Glas zum Mund, spüren die Temperatur der Flüssigkeit, den ersten Geschmackseindruck und behalten den Schluck sehr lange im Mund, als müßten Sie ihn auch kauen, und achten auf die Veränderungen des Geschmackes.

Nach dieser Stärkung müssen Sie wohl wieder etwas warmes Wasser zulaufen lassen. Benutzen Sie diese Gelegenheit, um ganz Ohr zu werden. Lauschen Sie dem Wasser, wie es aus dem Hahn fließt und auf die Wasseroberfläche auftrifft.

Dann können Sie Ihrer Nase noch etwas schmeicheln, indem Sie nacheinander drei oder vier der bereitstehenden Flacons mit ätherischen Ölen in die Hand nehmen und mit geschlossenen Augen daran riechen. Nehmen Sie den Duft der jeweiligen Essenz tief in sich auf, lassen Sie alle Gefühle und Bilder, die in Ihnen entstehen, auftauchen. Geben Sie sich ganz dem Riechen hin!

Dann verabschieden Sie sich ganz langsam vom Wasser und steigen aus der Wanne. Hüllen Sie sich in das bereitliegende, riesige flauschige Badetuch und fangen Sie an, sich mit sanften Bewegungen trockenzureiben. Anschließend benutzen Sie am besten ein selbstgemachtes Körperöl oder eine Lotion und massieren den gesamten Körper in langsamen, zärtlichen Berührungen. Lassen Sie sich Zeit, nehmen Sie jede Zehe in die Hand, spüren Sie das Auf und Ab der Fußsohle, der Sehnen, Gelenke, Muskeln …

Nach diesem wohligen Einölen oder -cremen können Sie sich noch eine Gesichtsmaske und eine Haarpackung gönnen. Nach dem Auftragen legen Sie sich am besten 15 bis 20 Minuten hin und spüren noch einmal den ganzen Empfindungen dieses Badeerlebnisses nach. Wenn Sie dann Packung und Maske abgenommen haben, steht von Ihnen ein neuer Mensch!

Dieses „Ritual" läßt sich auch wunderbar zu zweit erleben. Am besten bekommt jeder einen solchen Tag oder Abend geschenkt, so daß einer alles herrichten kann, den anderen füttert, abtrocknet, einölt und dieser ganz passiv genießen und sich seinen Empfindungen überlassen kann!

Ihrer Phantasie, das Badespiel um einige Varianten zu bereichern, sind keine Grenzen gesetzt.

Ein sehr sinnliches Badeerlebnis durfte ich einmal auf einem Bauernhof in den Alpen erfahren: weit und breit kein anderes Haus, ringsum nur Wälder, Wiesen und Berge.

In einer Gemeinschaft lebten dort eine Handvoll Leute. Auf einem kleinen Hügel, nahe dem Haus, gab es ein kleines Rinnsal. Dies brachte sie auf eine hinreißende Idee:

Sie stellten dort eine gemütliche, alte Badewanne auf. Darunter höhlten sie den Boden etwas aus. Das Rinnsal ließ sich durch eine kleine Röhre in die Wanne leiten. Wenn sie mit dem Quellwasser gefüllt war, konnte man mit Holzscheiten darunter ein Feuer entzünden. Wurde die Wassertemperatur zu hoch, konnte man wiederum Quellwasser nachlaufen lassen.

Als Krönung gab es frisch gesammelte Kräuter und Blüten mit ins Badewasser. Das war ein erhebendes Gefühl; morgens, wenn es noch richtig kühl war, im warmen Blütenwasser zu sitzen und auf die riesigen Berge zu schauen, denen die Sonne gerade neues Leben einhauchte.

KÖRPER- UND MASSAGEÖLE

Schon in Ägypten, im antiken Griechenland und bei den Römern sind Körperöle und Massagen wohlbekannt gewesen.

Massage und aromatische Öle passen ideal zusammen. Die entspannende und (er-)lösende Massage wird durch die Wirkung der Essenzen und Berührung erheblich vertieft. Dies trifft auch für Sinnlichkeit und Erotik zu.

Zuerst einmal einige Rezepte für aphrodisische Körper- und Massageöle:

Die Rezepte beziehen sich auf 50 ml fettes Öl. Hierfür eignen sich die nachfolgend genannten Öle oder Mischungen aus diesen:

Avocado-, Aprikosenkern-, Erdnuß-, Haselnuß-, Jojoba-, Pfirsichkern-, Sesam-, Walnuß- und Weizenkeimöl, wobei Avocado- und Weizenkeimöl „sehr fett" und nährstoffreich sind und in erster Linie für trockene Haut in Frage kommen.

Aprikosen- und Pfirsichkernöl sind sehr leichte Öle und für normale bis fette Haut zu empfehlen.

Am günstigsten ist Jojobaöl, das eigentlich kein Öl, sondern ein flüssiges Wachs und somit auch bei sehr fetter Haut verwendbar ist. Es macht die Haut geschmeidig und hinterläßt ein seidiges, weiches Gefühl.

Zu 50 ml eines dieser Öle oder einer Mischung daraus geben Sie etwa 20 Tropfen ätherisches Öl. Schütteln Sie die Mischung gut durch und schon kann die Massage losgehen!

LOST IN LOVE
8 Tropfen Ylang-Ylang-Öl,
3 Tropfen Geraniumöl,
1 Tropfen Vanilleöl,

5 Tropfen Sandelholzöl,
2 Tropfen Jasminöl,
1 Tropfen Tonkabohnenöl

POINT OF NO RETURN
8 Tropfen Ylang-Ylang-Öl,
3 Tropfen Palmarosaöl,
1 Tropfen Mairosenöl,

4 Tropfen Rosenholzöl,
3 Tropfen Perubalsamöl,
1 Tropfen Tuberoseöl

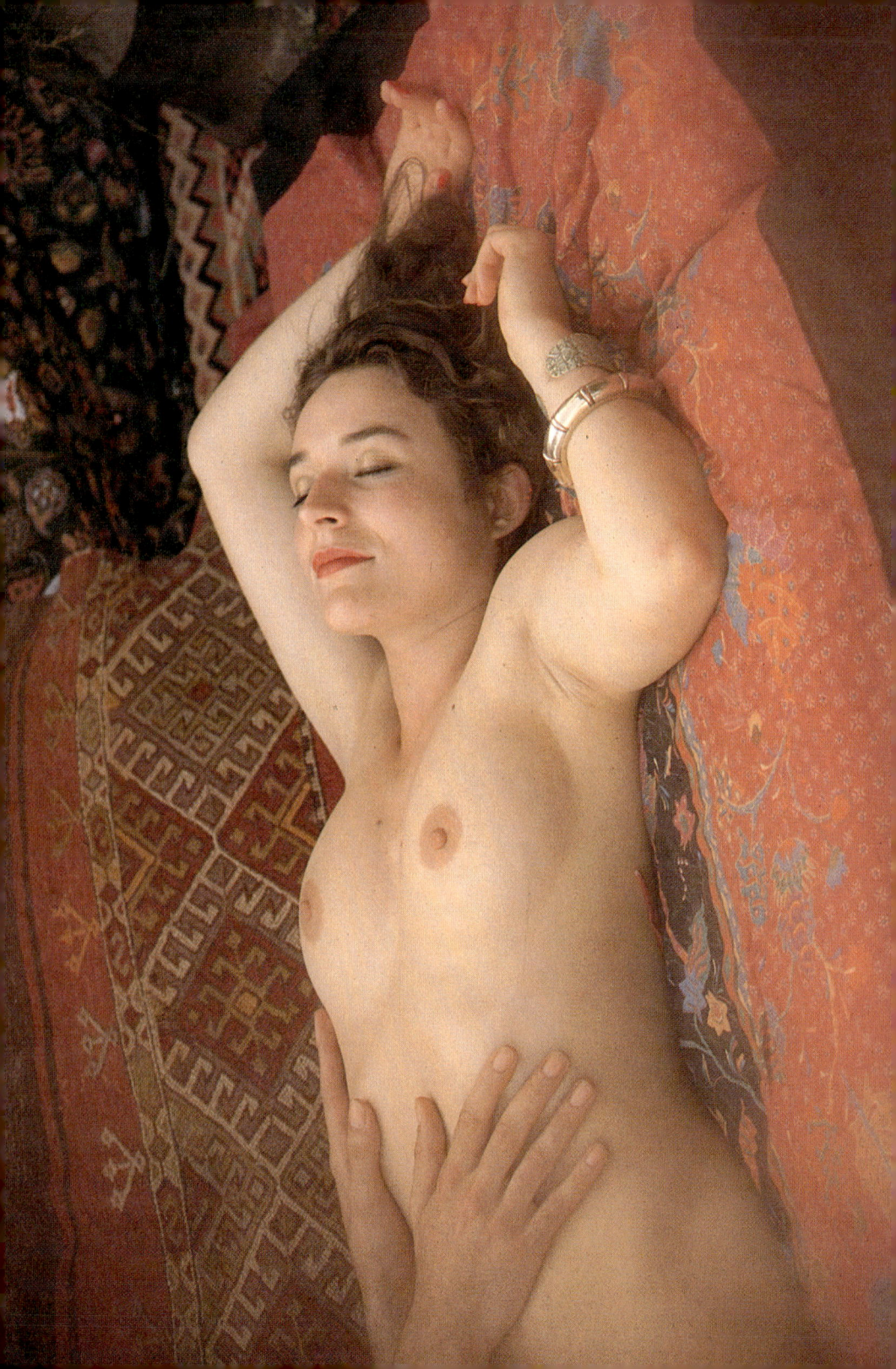

LOVE AFFAIR
6 Tropfen Sandelholzöl,
3 Tropfen Kardamomöl,
1 Tropfen Muskatnußöl,
6 Tropfen Bergamotteöl,
3 Tropfen Patchouliöl,
1 Tropfen Vetiveröl

VELVET DREAMS
8 Tropfen Rosenholzöl,
4 Tropfen Spiköl,
1 Tropfen Hyazinthenöl,
5 Tropfen Siamholzöl,
1 Tropfen Zimtblütenöl,
1 Tropfen Tuberoseöl

TENDER SURRENDER
10 Tropfen Canangaöl,
2 Tropfen Jasminöl,
1 Tropfen Copaivabalsamöl,
1 Tropfen Ingweröl
3 Tropfen Palmarosaöl,
2 Tropfen Muskatellersalbeiöl,
1 Tropfen Tolubalsamöl,

LATIN LOVER
10 Tropfen Sandelholzöl,
2 Tropfen Zedernholzöl,
1 Tropfen Basilikumöl,
4 Tropfen Bergamotteöl,
2 Tropfen Kardamomöl,
1 Tropfen Jatamansiöl

ORIENTAL BOUQUET
8 Tropfen Sandelholzöl,
3 Tropfen Vetiveröl,
1 Tropfen Vanilleöl,
5 Tropfen Patchouliöl,
2 Tropfen Perubalsamöl,
1 Tropfen Kardamomöl

GATES OF HEAVEN
8 Tropfen Ylang-Ylang-Öl,
3 Tropfen Geraniumöl,
1 Tropfen Jasminöl
5 Tropfen Bergamotteöl,
1 Tropfen Vanilleöl,

HOT LOVE
5 Tropfen Canangaöl,
4 Tropfen Vetiveröl,
2 Tropfen Korianderöl,
1 Tropfen Macisblütenöl
4 Tropfen Sandelholzöl,
2 Tropfen Limetteöl,
2 Tropfen Zimtöl,

BERÜHRUNG

ist Nahrung für die Seele. Wir alle sehnen uns nach Nähe und Zärtlichkeit.

Als kleines Kind geben wir diesem Bedürfnis noch offen und lautstark Ausdruck. Als Erwachsener bleibt oft eine starke Sehnsucht, aber der Ausdruck wird schwächer. Die meisten Menschen würden viel mehr berühren wollen und berührt werden, wenn sie sich trauen würden. Viele Untersuchungen sind auf diesem Gebiet gemacht worden. Streicheln und Zärtlichkeiten sind die beste Medizin gegen Streß und Lebensangst. Es stärkt sogar das Immunsystem des gesamten Körpers und fördert die Produktion von Hormonen, die Gefühle von Glücklichsein und Wohlbefinden auslösen. Bei einem Mangel an Zärtlichkeit wird vermehrt Noradrenalin produziert, das mit der Zeit die körpereigenen Abwehrzellen erschlaffen läßt.
Spätestens jetzt dürfte jeder einsehen, wie lebensnotwendig Berührung ist!
Eine wunderschöne Möglichkeit, sich gegenseitig Zärtlichkeit zu schenken, ist die Massage.
Am angenehmsten ist ein Massagetisch, um den der Massierende herumgehen kann. Die Auflage sollte nicht zu weich sein. Halten Sie den Raum gleichmäßig angenehm warm. Dazu wirkt am schönsten Kerzenlicht und leise, sanfte Musik im Hintergrund. Bereiten Sie alles so vor, daß Sie nicht gestört werden können und sich beide so wohl wie nur möglich fühlen.
Für eine sinnliche Massage ist weniger eine bestimmte Technik erforderlich, als die liebevolle Empfindung für den anderen, die Sie mit den Händen ausdrücken. Erogene Zonen sind nicht nur Brüste, Vagina und Penis, wie noch immer einige unbeirrt glauben, sondern auch unzählige andere Stellen: Kniekehlen, Pofalte, Beckenrand, Hüften, Bauch, Innenseiten der Oberschenkel, die gesamte Wirbelsäule, Nacken, Ohren, Innenseiten der Oberarme, Schultern, Dekolleté und vieles mehr.
Gehen Sie auf Entdeckungsreise. Sie können ganz zärtlich berühren, streicheln, kneten, kneifen, probieren Sie ruhig alles aus und lernen Sie den Körper Ihres Partners dabei durch und durch kennen; Sie werden schnell erkennen, wo und wie er/sie etwas mag! Denken Sie immer daran: Sie müssen nichts erreichen und können auch alle erdenklichen

„Hilfsmittel" einsetzen: Federn zum zärtlichen Streicheln, Kämme und Bürsten für eine stärkere Berührung, Zweige für sanfte Schläge, Fellstücke, Rasierpinsel, Holzstäbchen und vieles mehr. Ihrer Phantasie sind keine Grenzen gesetzt.

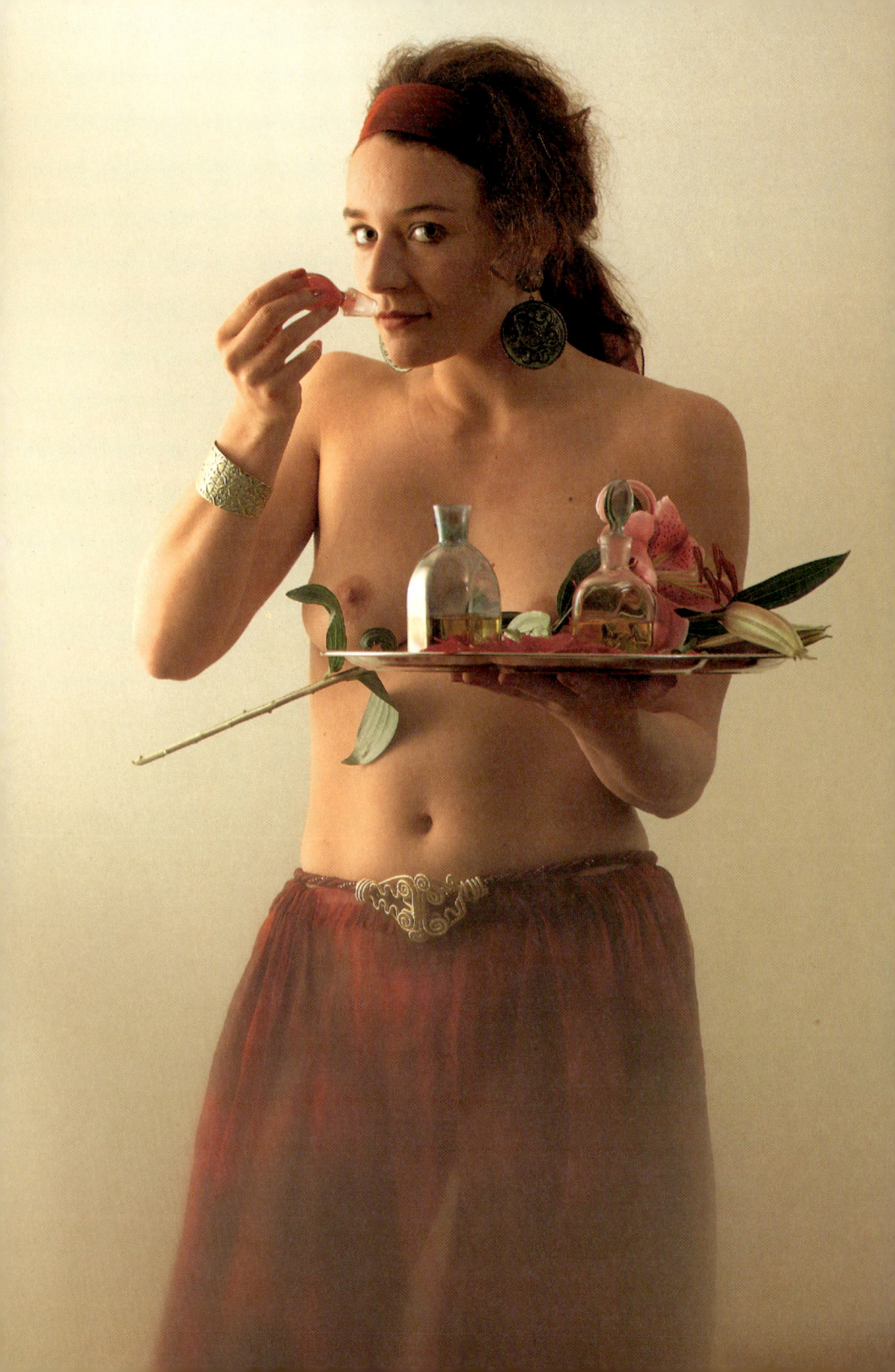

Parfüms

Neben der Möglichkeit, mit Lippenstift, Nagellack, Wimperntusche, Rouge etc. die eigene Sinnlichkeit noch mehr ins rechte Licht zu setzen, bleibt als letztes i-Tüpfelchen für die Frau, und mittlerweile auch für den Mann, das erotische Parfüm.

Vieles ist schon an Tier und Mensch gemordet worden, wenn es um den Traum des Menschen ging, andere durch den „eigenen" Geruch zu verführen und sich zu Willen zu machen!

Unwiderstehlich wirken, sündhaft sein, ganz Vamp, ganz Macho, Erotik, Macht ...; alles schwingt im Duft eines sinnlichen Parfüms mit. Und in jedem schlummert ein kleiner oder großer Parfümeur. Deshalb trauen Sie sich ruhig zu, Ihre eigenen erotischen Kreationen herzustellen. Dann wissen Sie auch, welche Zutaten sich in Ihrem Duftflacon befinden. Die meisten konventionellen Parfüms bestehen zum allergrößten Teil aus synthetischen Komponenten. Sie brauchen nur etwas Geduld, verschiedene ätherische Öle, Jojobaöl, beziehungsweise Weingeist und destilliertes Wasser.

Damit sind auch schon die beiden Möglichkeiten angedeutet: entweder Jojobaöl mit 20% ätherischem Öl, oder Weingeist mit 20% ätherischem Öl und 2% destilliertem Wasser.

Die Mischungen sollten in der Regel drei Wochen ruhen, damit das Parfüm noch reifen kann.

Bei den folgenden Rezepten ist die Ausgangsmenge 25 ml Weingeist oder Jojobaöl.

Zuerst einfache Rezepte:

Red Roses
20 Tropfen Rosenholzöl,
5 Tropfen Rosenöl,
5 Tropfen Jasminöl

20 Tropfen Palmarosaöl,
5 Tropfen Tuberoseöl,

Nights in White Satin
20 Tropfen Ylang-Ylang-Öl,
10 Tropfen Patchouliöl,
5 Tropfen Jasminöl

10 Tropfen Spiköl,
5 Tropfen Tuberoseöl,

LOVER´S DELIGHT

20 Tropfen Ylang-Ylang-Öl,
10 Tropfen Vetiveröl,
2 Tropfen Vanilleöl,
15 Tropfen Bergamotteöl,
2 Tropfen Limetteöl,
1 Tropfen Moschuskörneröl

EVERLASTING LOVE

20 Tropfen Sandelholzöl,
10 Tropfen Vetiveröl,
3 Tropfen Perubalsamöl,
10 Tropfen Palmarosaöl,
4 Tropfen Mairosenöl,
3 Tropfen Jasminöl

Für anspruchsvollere Rezepte:

BLACK MAGIC NIGHT

10 Tropfen Ylang-Ylang-Öl,
5 Tropfen Palmarosaöl,
5 Tropfen Bergamotteöl,
3 Tropfen Jasminöl,
2 Tropfen Leder absolue,
10 Tropfen Rosenholzöl,
5 Tropfen Mandarinenöl,
5 Tropfen Sandelholzöl,
3 Tropfen Vanilleöl,
2 Tropfen Moschuskörneröl

FLOWERS OF LOVE

10 Tropfen Ylang-Ylang-Öl,
7 Tropfen Bergamotteöl,
7 Tropfen Vetiveröl,
2 Tropfen Jasminöl,
2 Tropfen Kamilleöl blau,
1 Tropfen Tonkabohnenöl,
1 Tropfen Moschuskörneröl
6 Tropfen Spiköl,
7 Tropfen Rosenholzöl,
2 Tropfen Tuberoseöl,
2 Tropfen Mairosenöl,
2 Tropfen Sandelholzöl,
1 Tropfen Moosöl,

BLUE ANGEL

10 Tropfen Lavendelöl,
7 Tropfen Sandelholzöl,
5 Tropfen Patchouliöl,
2 Tropfen Neroliöl,
2 Tropfen Mairosenöl,
1 Tropfen Narzissenöl,
1 Tropfen Weihrauchöl
7 Tropfen Bergamotteöl,
5 Tropfen Geraniumöl,
5 Tropfen Vetiveröl,
2 Tropfen Jasminöl,
2 Tropfen Tuberoseöl,
1 Tropfen Benzoeöl,

ISLAND LOVE

7 Tropfen Ylang-Ylang-Öl,
7 Tropfen Palmarosaöl,
5 Tropfen Kardamomöl,
2 Tropfen Hyazinthenöl,
2 Tropfen Jasminöl,
2 Tropfen Tonkabohnenöl,
1 Tropfen Moosöl,
1 Tropfen Zimtblütenöl

7 Tropfen Rosenholzöl,
6 Tropfen Sandelholzöl,
3 Tropfen Pimentöl,
2 Tropfen Mairosenöl,
2 Tropfen Tagetesöl,
2 Tropfen Vanilleöl,
1 Tropfen Moschuskörneröl,

DREAMS

6 Tropfen Canangaöl,
6 Tropfen Patchouliöl,
6 Tropfen Honig absolue,
3 Tropfen Nelkenöl,
2 Tropfen Benzoeöl,
2 Tropfen Leder absolue,
1 Tropfen Jasminöl,

6 Tropfen Sandelholzöl,
6 Tropfen Blutorangenöl,
5 Tropfen Pimentöl,
2 Tropfen Tolubalsamöl,
2 Tropfen Vanilleöl,
2 Tropfen Iriswurzelöl,
1 Tropfen Zimtblütenöl

HEART OF THE NIGHT

5 Tropfen Ylang-Ylang-Öl,
5 Tropfen Patchouliöl,
5 Tropfen Vetiveröl,
3 Tropfen Nelkenöl,
3 Tropfen Kardamomöl,
2 Tropfen Jasminöl,
2 Tropfen Tuberoseöl,
1 Tropfen Vanilleöl,

5 Tropfen Bergamotteöl,
5 Tropfen Sandelholzöl,
5 Tropfen Honig absolue,
3 Tropfen Korianderöl,
2 Tropfen Basilikumöl,
2 Tropfen Mairosenöl,
1 Tropfen Narzissenöl,
1 Tropen Heu absolue

PASSION

8 Tropfen Patchouliöl,
5 Tropfen Siamholzöl,
5 Tropfen Vetiveröl,
3 Tropfen Hyazinthenöl,
3 Tropfen Honig absolue,
1 Tropfen Cistroseöl,
1 Tropfen Moschuskörneröl,
1 Tropfen Tuberoseöl

8 Tropfen Sandelholzöl,
5 Tropfen Canangaöl,
3 Tropfen Kardamomöl,
3 Tropfen Jasminöl,
2 Tropfen Zedernholzöl,
1 Tropfen Galgantöl,
1 Tropfen Moosöl,

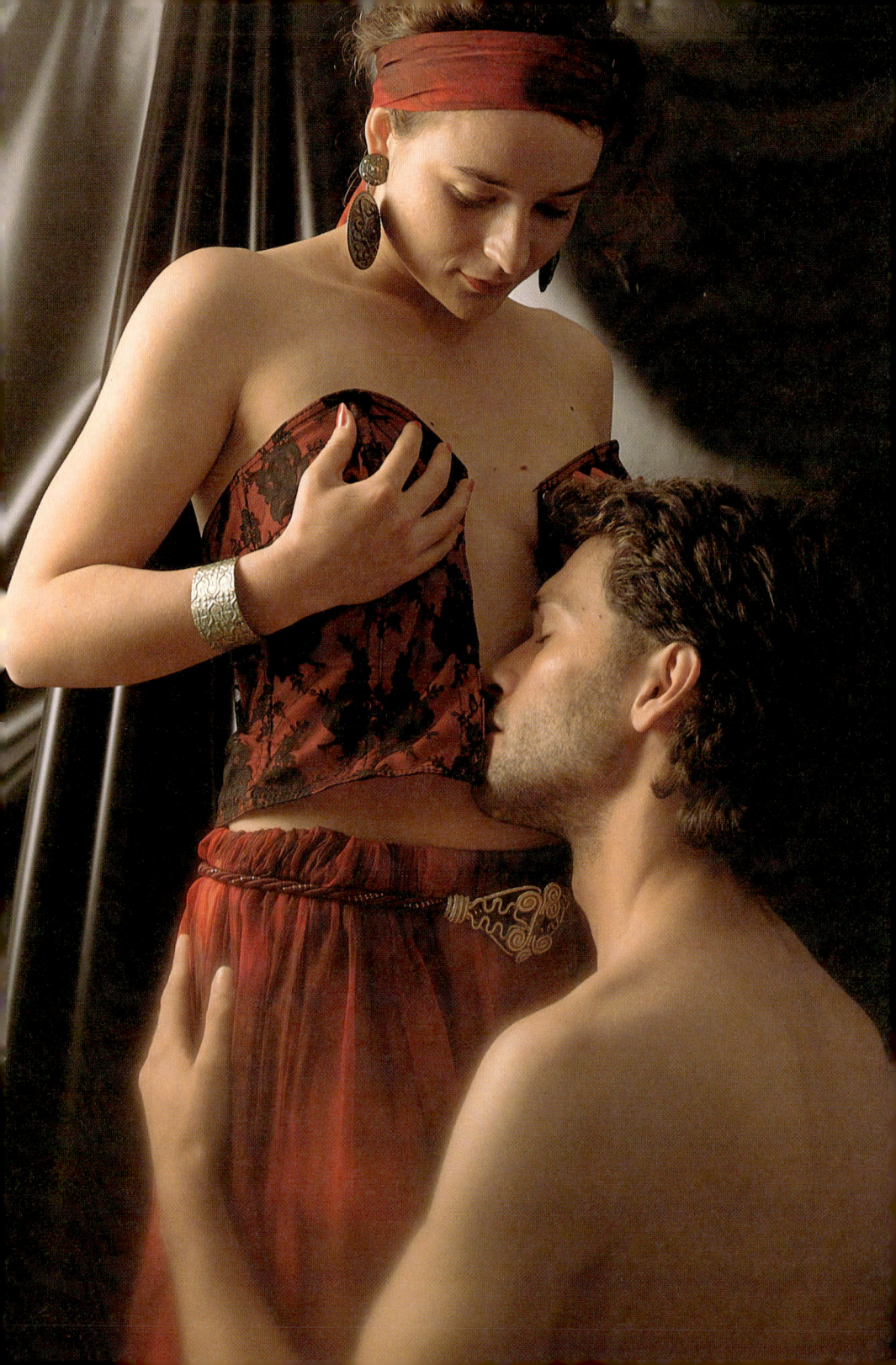

PULSATION

10 Tropfen Ylang-Ylang-Öl,
6 Tropfen Patchouliöl,
4 Tropfen Limetteöl,
2 Tropfen Jasminöl,
2 Tropfen Zimtblütenöl,
2 Tropfen Neroliöl,
2 Tropfen Tonkabohnenöl

7 Tropfen Bergamotteöl,
5 Tropfen Geraniumöl,
4 Tropfen Honig absolue,
2 Tropfen Pfefferöl,
2 Tropfen Pimentöl,
2 Tropfen Tuberoseöl,

DESIRE

10 Tropfen Bergamotteöl,
7 Tropfen Patchouliöl,
3 Tropfen Lorbeeröl,
3 Tropfen Zedernholzöl,
2 Tropfen Heu absolue,
1 Tropfen Moschuskörneröl,
1 Tropfen Tonkabohnenöl,
1 Tropfen Weihrauchöl,

7 Tropfen Sandelholzöl,
4 Tropfen Muskatellersalbeiöl,
3 Tropfen Cuminöl,
3 Tropfen Jasminöl,
2 Tropfen Leder absolue,
1 Tropfen Moosöl,
1 Tropfen Vanilleöl,
1 Tropfen Zimtblütenöl

HERO OF LOVE

5 Tropfen Pampelmusenöl,
4 Tropfen Zedernholzöl,
4 Tropfen Orangenöl,
4 Tropfen Siamholzöl,
3 Tropfen Lavendinöl,
3 Tropfen Zimtblütenöl,
2 Tropfen Vanilleöl,
1 Tropfen Moschuskörneröl,
1 Tropfen Basilikumöl

5 Tropfen Sandelholzöl,
4 Tropfen Zitronenöl,
4 Tropfen Geraniumöl,
3 Tropfen Muskatellersalbeiöl,
3 Tropfen Nelkenblütenöl,
2 Tropfen Honig absolue,
1 Tropfen Tuberoseöl,
1 Tropfen Tonkabohnenöl,

TRY IT AGAIN

8 Tropfen Zitronenöl,
6 Tropfen Bergamotteöl,
5 Tropfen Patchouliöl,
3 Tropfen Muskatellersalbeiöl,
1 Tropfen Galbanumöl,
1 Tropfen Moschuskörneröl,
1 Tropfen Moosöl,

7 Tropfen Lavendelöl,
5 Tropfen Vetiveröl,
4 Tropfen Ylang-Ylang-Öl,
3 Tropfen Sandelholzöl,
1 Tropfen Leder absolue,
1 Tropfen Tonkabohnenöl,
1 Tropfen Jasminöl,

1 Tropfen Beifußöl,
1 Tropfen Macisblütenöl

1 Tropfen Wacholderholzöl,

ALADINS WUNDERLAMPE

Wie im Märchen der Flaschengeist aus Aladins Wunderlampe empor-steigt, können Sie zu Hause mit Ihrer Aromalampe die sinnlichen Geister der ätherischen Öle herbeizaubern!
Mittlerweile gibt es ein riesiges Spektrum Aromalampen in allen erdenklichen Formen, Macharten und Materialien. Besonders reizvoll für eine sinnliche Atmosphäre sind orientalisch wirkende Formen und Aussschnitte, Lampen aus Alabaster und feinem Glas.
Die mit Kerzen betriebenen Aromalampen wirken meist wärmer und romantischer als ihre elektrisch betriebenen Pendants.
Der Vorgang ist ganz einfach: Sie geben in die Schale der Aromalampe Wasser und 5 bis 10 Tropfen ätherisches Öl. Dann zünden Sie die Kerze im Bauch der Lampe an oder knipsen den Schalter ein, und schon nach kurzer Zeit verbreitet sich der Duft im Raum.

Hier nun einige Rezepte für die Aromalampe:

QUEEN OF HEARTS
5 Tropfen Ylang-Ylang-Öl,   3 Tropfen Blutorangenöl,
1 Tropfen Jasminöl,   1 Tropfen Vanilleöl

LET THE SUNSHINE IN
3 Tropfen Sandelholzöl,   3 Tropfen Zitronenöl,
2 Tropfen Geraniumöl,   1 Tropfen Limetteöl,
1 Tropfen Rosenöl

NIGHT TIME IS THE RIGHT TIME
3 Tropfen Rosenholzöl,   2 Tropfen Geraniumöl,
2 Tropfen Patchouliöl,   2 Tropfen Sandelholzöl,
1 Tropfen Mairosenöl

SENSATION
3 Tropfen Sandelholzöl,   3 Tropfen Siamholzöl,
2 Tropfen Kardamomöl,   1 Tropfen Vanilleöl,
1 Tropfen Tonkabohnenöl

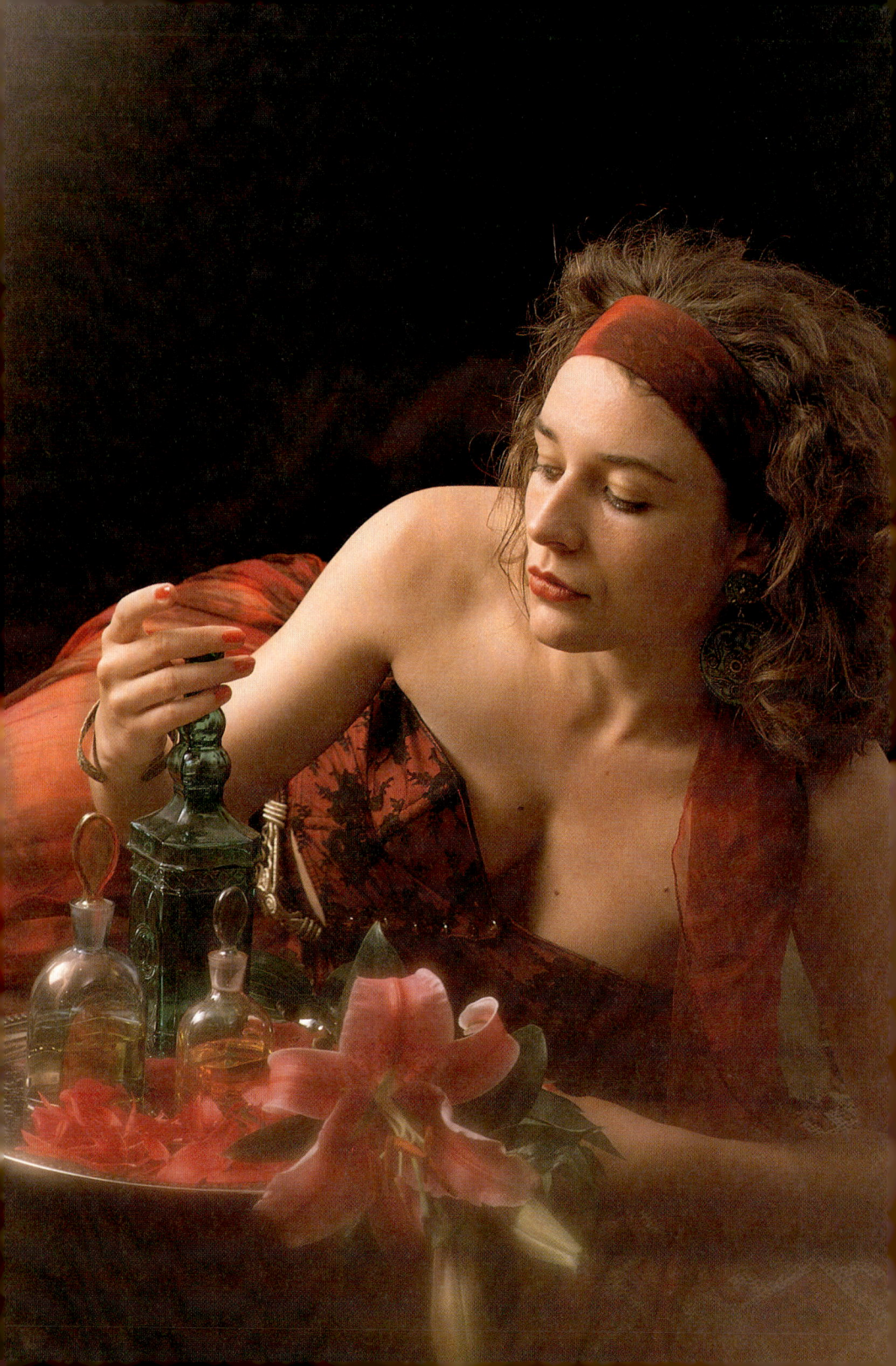

CLOSE TO YOU
5 Tropfen Bergamotteöl,
2 Tropfen Rosenöl

2 Tropfen Neroliöl,

JUNGLE QUEEN
4 Tropfen Ylang-Ylang-Öl,
2 Tropfen Vetiveröl,

3 Tropfen Palmarosaöl,
1 Tropfen Heu absolue

NIGHT OF NIGHTS
3 Tropfen Jasminöl,
2 Tropfen Pimentöl,
1 Tropfen Tonkabohnenöl

3 Tropfen Kardamomöl,
1 Tropfen Vanilleöl,

HEART TO HEART
3 Tropfen Rosenholzöl,
2 Tropfen Vetiveröl,
1 Tropfen Rosenöl

3 Tropfen Palmarosaöl,
1 Tropfen Hyazinthenöl,

TROPICAL
3 Tropfen Ylang-Ylang-Öl,
2 Tropfen Limetteöl,

3 Tropfen Palmarosaöl,
2 Tropfen Vanilleöl

ONE MORE NIGHT
3 Tropfen Sandelholzöl,
3 Tropfen Vetiveröl,

3 Tropfen Patchouliöl,
1 Tropfen Perubalsamöl

MIDNIGHT SPECIAL
3 Tropfen Geraniumöl,
3 Tropfen Bergamotteöl,

3 Tropfen Kardamomöl,
1 Tropfen Pfefferöl

WINGS OF LOVE
4 Tropfen Rosenholzöl,
1 Tropfen Hyazinthenöl,

4 Tropfen Sandelholzöl,
1 Tropfen Jasminöl

HIGH ON EMOTION
3 Tropfen Sandelholzöl,
2 Tropfen Jasminöl,

3 Tropfen Zitronenöl,
2 Tropfen Vanilleöl

ERNÄHRUNG

Mittlerweile ist es allgemein anerkannt, daß sich unser Seelenzustand in dem widerspiegelt, was wir essen, und daß sich die Nahrungsmittel, die wir zu uns nehmen, auf Körper und Seele auswirken. In vielen Untersuchungen wurde bewiesen, daß übermäßiger Konsum von Zucker und Fleisch Aggressivität und Ängste fördert, während vegetarische und zuckerreduzierte oder -freie Ernährung ein entspannteres und harmonischeres Verhalten fördert. Gerade im Liebesleben spielen Ängste eine entscheidende Rolle! Deshalb Vorsicht mit Zucker und Fleisch! Außerdem, ein voller Bauch (studiert) liebt nicht gern! Essen Sie eher leichte Gerichte und nicht so große Mengen, wenn Sie einen Liebesabend oder eine Liebesnacht vor sich haben. Nach einer opulenten Mahlzeit wird ein Großteil der Körperenergie für die Verdauung der Nahrung benötigt, deshalb fühlt man sich nach dem Essen auch meist etwas müde. Ja, und diese Energie könnte einem dann an einer anderen wichtigen Stelle fehlen!

Generell kann man sagen, daß unser Sexualleben durch in Maßen eiweiß- und mineralstoffreiche Nahrung gefördert wird. Bei den Mineralstoffen nimmt das dem Mars zugeordnete Eisen eine besonders wichtige Stellung ein.

Besonders eisenhaltig sind: Petersilie, Mangold, Spinat, Feldsalat, Kresse, Aprikosen und Trauben.

Und vor allem, unsere Augen essen auch mit. Richten Sie deshalb die Speisen mit Phantasie und Liebe an: ein Pfefferminzblatt, die spiralig geschnittene Schale einer Orange, Mandelblättchen, eine Kiwischeibe etc. Kauen, riechen und schmecken Sie die Gerichte!

Hier nun einige Tips zum Schlemmen und Genießen:

GEFÜLLTE AVOCADOS (FÜR 2 PERSONEN)
2 reife Avocados
3 Eßlöffel Zitronensaft
2 Eßlöffel Sesamöl
Salz
2 Tropfen Pfefferöl
1 Tropfen Dillöl
50 g Kresse

Halbieren Sie die Avocados. Löffeln Sie die Hälften aus und geben Sie das Fruchtfleisch in eine Schüssel. Die leeren Schalen nicht wegwerfen, da wir sie noch zum Füllen benötigen! Das Fruchtfleisch mit einer Gabel zerdrücken, Zitronensaft, Sesamöl, Salz, Pfeffer- und Dillöl dazugeben und vermengen. Zum Schluß die Kresse noch unterheben und die Masse in die leeren Avocadohälften verteilen. Mit Petersilienstengeln und Basilikumblättern garnieren!

ARTISCHOCKENCREME (FÜR 2 PERSONEN)

3 hartgekochte Eier
30 g Butter
1 Eßlöffel Crème Fraîche
2 Teelöffel Kapern
8 Artischockenböden (aus der Dose)
8 schwarze Oliven
1 Tropfen Pfefferöl
1 Tropfen Muskatöl

Die Eier schälen und halbieren. Das Eigelb mit Butter, Crème Fraîche, Kapern, 2 Eßlöffel Kapernsud und den ätherischen Ölen im Mixer pürieren. Die Eimasse mit einem Spritzbeutel auf die Artischockenböden geben und mit halbierten Oliven garnieren.

DEIN ROTER ERDBEERMUND (FÜR 2 PERSONEN)

200 g Erdbeeren (vollsüß)
2 Eier
2 Tropfen Zitronenöl
1 Tropfen Zimtöl
1 Eßlöffel Honig
1 Prise Salz
2 Eßlöffel Erdbeerwein

Die Erdbeeren waschen, vierteln und auf zwei Dessertschalen verteilen. Eier, Honig, Salz, Wein und ätherische Öle im heißen Wasserbad schaumig schlagen. Die noch warme Creme über die Erdbeeren geben. Mit Mandelblättchen oder -stiften garnieren.

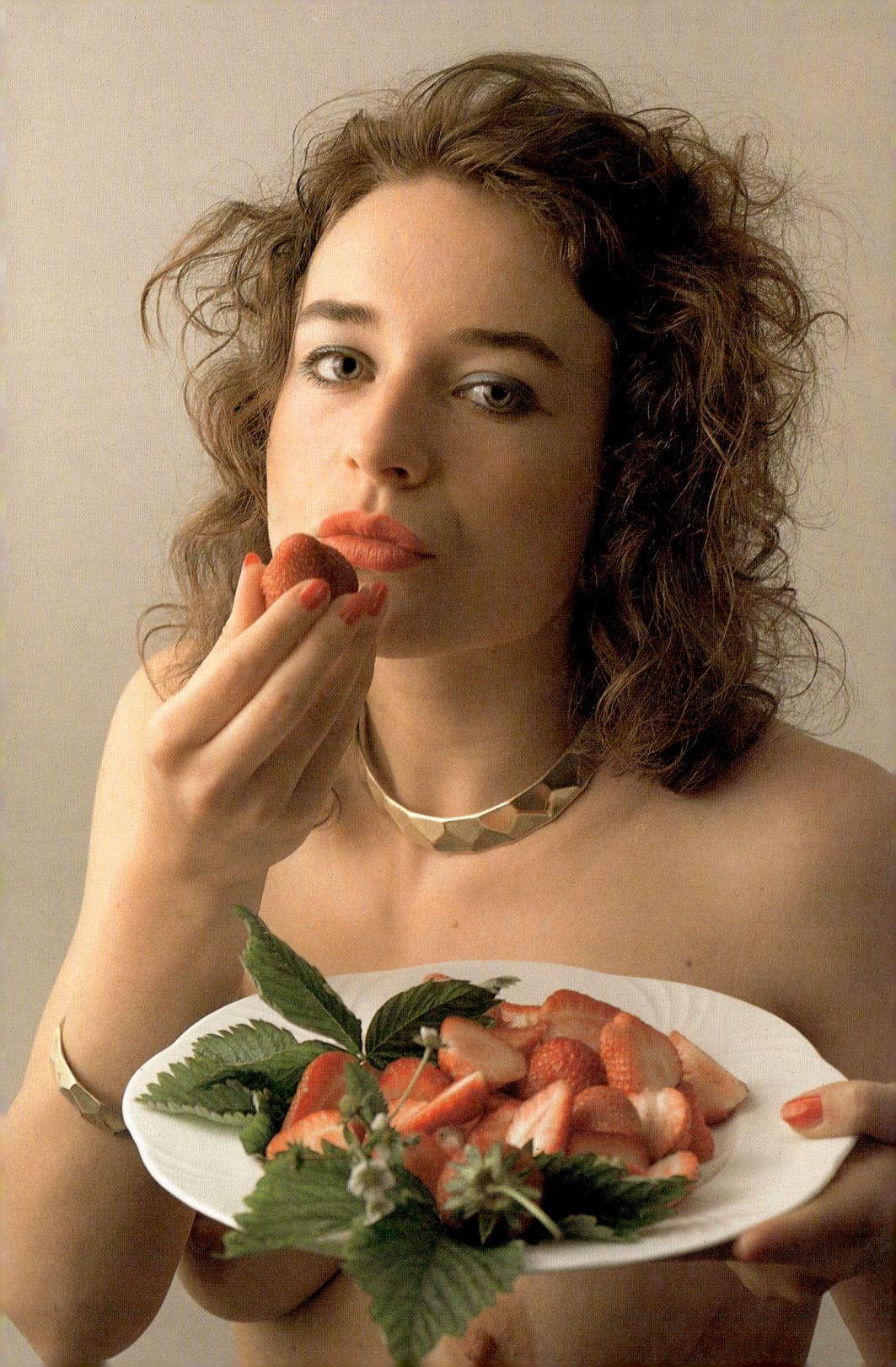

ÄPFEL UNTER DER HAUBE (FÜR 2 PERSONEN)
2 mittelgroße, süße Äpfel
100 g Schlagsahne
3 Tropfen Vanilleöl
1 Teelöffel Kirschwasser
1 Eßlöffel Haferflocken
1 Eßlöffel Honig

Äpfel schälen und raspeln. Sahne mit dem Vanilleöl steifschlagen, vorsichtig das Kirschwasser dazugeben. Die fertige Sahne unter die Apfelschnitzel heben und in Schälchen füllen. Die Haferflocken in einer Pfanne trocken anrösten, vom Herd nehmen, mit dem Honig vermengen und über die Apfelsahne geben.

SALAT TAJMAHAL (FÜR 2 PERSONEN)
8 mittelgroße Champignons
1 mittelgroße Möhre
1 Scheibe Ananas
1/2 Schälchen Kresse
1/2 Tasse Pinienkerne
1/4 Tasse Sultaninen

SAUCE
3 Teelöffel Sesamöl
1 Teelöffel Obstessig
1 Tropfen Ingweröl
1 Tropfen Pfefferöl
1 Teelöffel flüssiger Honig
Kräuteressenz

Champignons und Möhren in Scheiben schneiden, Ananas würfeln, mit Kresse, Pinienkernen und Sultaninen mischen. Aus den übrigen Zutaten die Sauce bereiten und über den Salat gießen. Mit frischen Kräutern garnieren.

Salat Kamasutra (für 2 Personen)

2 kleine Karotten
2 Selleriestangen
1/2 kleiner Radicchiosalat
2 kleine Äpfel
2 große Radieschen
1 Eßlöffel Mandeln
3 Eßlöffel Sesamöl
1 Eßlöffel Zitronensaft
1 Eßlöffel Sultaninen
Kräutersalz
1 Teelöffel Honig
2 Tropfen Mandarinenöl
1 Tropfen Cuminöl
1 Tropfen Kardamomöl

Karotten, Sellerie, Radicchio, Äpfel und Radieschen waschen und kleinschneiden, Mandeln zerkleinern und leicht anrösten. Aus den übrigen Zutaten eine Sauce bereiten und über den Salat gießen. Zum Schluß die gerösteten Mandeln darüberstreuen.

Ausführlicher zu diesem Thema: M. Kraus, Die neue Vollwertküche mit ätherischen Ölen, 110 Seiten, Verlag Simon + Wahl.

Zum Abschluß noch einige Rezepte, die zwar nicht unbedingt satt machen, dafür aber einen anderen Appetit wecken. Manches davon ist nur aus kulturhistorischem Interesse aufgeführt, manches wäre hierzulande sogar strafbar.

INDIEN

LIEBESPASTE

Pulverisieren Sie Anissamen, mischen das Pulver mit Honig und tragen Sie die Masse auf den Lingam (Penis) auf. Wenn Sie nun in die Yoni (Scheide) eindringen, schenken sie Ihrer Partnerin ganz besonders schnell einen Orgasmus.

SÜßER RAUSCH

Ein hochgepriesenes Rezept, das den Lingam stärkt, die Yoni verengt, die Sekretion anregt und Lust und Sensibilität steigert:
Zerreiben Sie schwarze Pfefferkörner und Kerne vom Stechapfel und vermischen Sie dieses Pulver mit Honig. Die Paste dann wieder auf den Lingam auftragen.

APHRODISIERENDER TEE

Zerkleinern Sie ganz grob die folgenden Gewürze in einem Mörser: Zimt, Kardamom, Ingwer, Pfeffer, Nelke, Muskatnuß und Safranfäden. Mischen Sie alles mit schwarzem Tee. Mit kochendem Wasser übergießen, drei Minuten ziehen lassen und mit Honig süßen. Das wird Sie richtig in Wallung bringen.

WÜRZMISCHUNG FÜR SPEISEN

Eine ähnliche Wirkung wie der Tee hat diese Gewürzmischung, die Sie beliebig über verschiedene Speisen streuen können: Mahlen und mischen Sie die folgenden Gewürze: 6 Teile Anis, 6 Teile Zimt, 3 Teile Pfeffer, 3 Teile Galgant, 1 Teil Macisblüte, 1 Teil Muskatnuß (Sie können auch die ätherischen Öle dafür benutzen!).

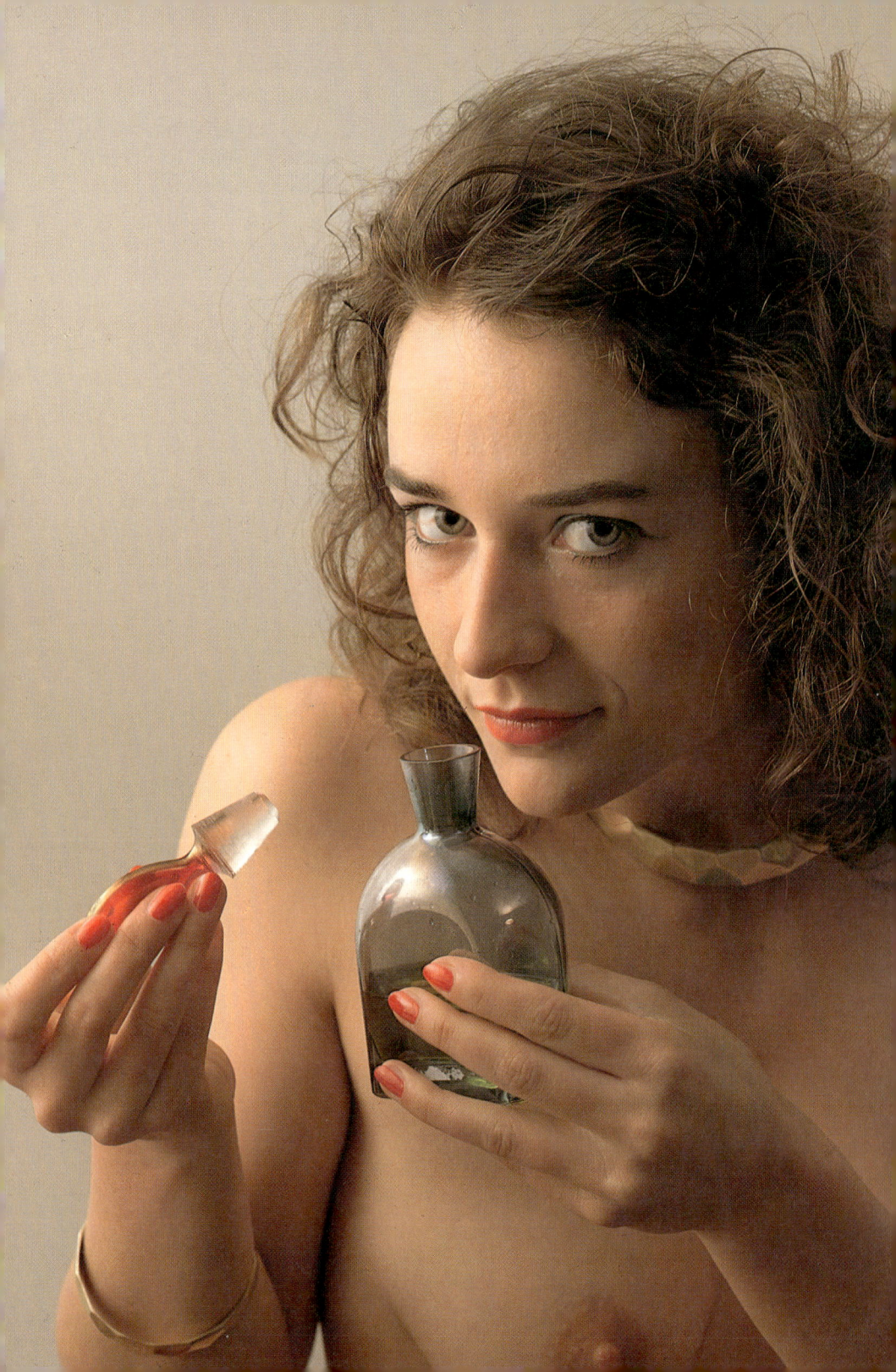

LIEBESPERLEN

Mahlen Sie die folgenden Gewürze: Safranfäden, Weihrauch, Muskatnuß und Koriander. Geben Sie etwas Speisestärke und Wasser dazu. Formen Sie aus der Masse kleine Kugeln, die Sie anschließend trocknen lassen. Nehmen Sie drei Stück dieser Liebesperlen pro Tag.

BHANG

Bhang ist ein aphrodisisches und „heiliges" Getränk gleichzeitig. Zerkleinern Sie jeweils eine Handvoll Hanfblüten und eine Handvoll Mandeln. Diese vermischen Sie mit einem Teelöffel Kardamompulver. Geben Sie einen Eßlöffel Butterschmalz in eine Pfanne, erhitzen es, bis es sich braun färbt und rühren die Masse in einen Liter warme Milch. Mit Honig süßen. Die Wirkung tritt etwas nach einer halben Stunde ein. Lieber erst einmal mit einer geringen Dosis ausprobieren.

Einige Inder sollen auch zu sehr extremen Mitteln greifen. Sie bearbeiten ihren Lingam mit brennesselähnlichen Gewächsen oder versuchen gar, eine Biene dazu zu bewegen, ihren Stachel hineinzubohren …

ORIENT

HIMMELSPFORTE

Die Orientalen gehen davon aus, daß eine enge Vagina die Voraussetzung für höchstes Lustempfinden beider Partner ist. Deshalb raten sie zur Verwendung von Alaun (Kaliumaluminiumsulfat), das entweder direkt eingeführt oder in Wasser gelöst als Spülung verwendet wird. Den gleichen Effekt haben Waschungen mit Walnußbaumrindenextrakt.

LIEBESFREUND

Für die Männer, die etwas für Ausdauer, Stabilität und Stärke tun wollen, wurde folgendes Rezept erfunden:
Nehmen Sie 15 g Blattspitzen vom Stechapfel, 15 g Safranblätter, 20 g Anis, 20 g wilde Karotten, 25 Stück Orangenblüten, 50 getrocknete Datteln, 4 Eigelb, 1/2 Liter Wasser und kochen Sie alles 20 bis 25 Mi-

nuten. Danach geben Sie noch 50 g Honig hinzu, passieren zum Schluß alles durch ein Sieb und lassen es einen Tag lang an einem kühlen Ort stehen. Nehmen Sie über 1 bis 2 Wochen jeweils vor dem Schlafengehen zwei Teelöffel, ebenso von jedem Coitus.

HASCHISCH
Im Orient ist Haschisch das Aphrodisiakum schlechthin. Aus dem 12. Jahrhundert: „Vom Haschisch wird der Peniskopf gleich dem Amboß; wie er auch sei, er wird zweimal so groß!"

LIEBESSAFT
Anistee oder die Einnahme von ätherischem Anisöl vermehrt die Menge der Samenflüssigkeit.

FEURIGES ROT
Henna hat im Orient eine lange Tradition als Liebesmittel. Es ist bekannt für seine große Hitze und die Fähigkeit, die Liebesleidenschaft zu erwecken. Viele Frauen rasieren sich die Scham und färben die Haut mit Henna, dazu noch Hand-, Fußflächen und Stirn.

HIMMLISCHER NEKTAR
Formen Sie aus 50 g Kichererbsenmehl, 100 g feingehackten Pinienkernen, 30 g Dattelmus, 30 g Honig, 10 g gemahlenen Knollen vom Knabenkraut, den gemahlenen Gewürzen von Ingwer, Zimt, Kardamom, Nelke, jeweils eine Messerspitze, und etwas Wasser, kleine Kugeln. Davon essen Sie über zwei Wochen hinweg jeden Tag drei Bällchen.

ORIENTALISCHE FRÖHLICHKEITSPILLEN
Ein aufwendiges Rezept, das Sie hier sofort mit dem Gesetz in Konflikt bringen würde:
60 Tropfen 10%ige Opiumtinktur
1 Messerspitze Rohopium
1 Teelöffel Mohnsamen gemahlen
7 Stück Daturasamen gemahlen
1 Messerspitze Daturablätter gemahlen
1/4 g Haschisch
2 Messerspitzen Cannabisblätter gemahlen

1 Messerspitze Weihrauch gemahlen
1 Messerspitze Myrrhe gemahlen
1 Messerspitze Nelke gemahlen
1/2 Teelöffel Anis gemahlen
1/2 Teelöffel Cumin gemahlen
1/2 Teelöffel Kardamom gemahlen
1/2 Teelöffel Macisblüte gemahlen
1/2 Teelöffel Zimt gemahlen
1/2 Teelöffel Galgant gemahlen
1/2 Teelöffel Ingwer gemahlen
1/2 Teelöffel Koriander gemahlen
1 Teelöffel Pienienkerne gehackt
1 Teelöffel Kürbiskerne gehackt
1 Eßlöffel Honig
1 Teelöffel Alkohol, 70%
Butterschmalz

Weihrauch und Myrrhe werden im Alkohol gelöst. Gewürze, Opiumtinktur, zerbröseltes Haschisch, Haschischblätter, Daturasamen und -blätter, die restlichen Zutaten und der Honig werden dazugegeben und gut vermischt. Das Butterschmalz wird in der Pfanne zerlassen und die Mischung hineingegeben. Nach kurzer Zeit können Sie die Masse in eine Schüssel füllen und erkalten lassen.
Entweder formen Sie kleine Kügelchen, die Sie dann bei Bedarf einnehmen oder Sie entnehmen der Schüssel immer ganz kleine Portionen.

OKZIDENT

WUNDERWURZ
Ein altes deutsches Arzneibuch empfiehlt bei Impotenz Galgantwurzel. Wer die Wurzel verspeist oder auf die Genitalien legt, sei zu 12maligem Koitus fähig.

MUSKATRAUSCH

An anderer Stelle wird das Auftragen von Muskatnußöl auf den Penis empfohlen.

Das soll in einem aphrodisischen Rausch enden.

EICHE FÜR DIE EICHEL

Eine weitere Empfehlung ist das Baden des Penis in einem Absud aus Eichen- oder Walnußbaumrinde. Das verspricht langanhaltende Kräftigung.

BOCKSPRÜNGE

Mischen Sie die Galle eines Ziegenbockes mit Weizenmehl und lassen Sie die Mischung trocknen. Zerreiben Sie die Masse, geben fettes Öl dazu und erwärmen sachte auf kleiner Flamme. Vor dem Coitus den Penis mit der erkalteten Salbe einreiben! Oder sie bereiten für den gleichen Zweck eine Salbe aus dem Fett eines jungen Ziegenbocks mit Moschus- und Amberöl zusammen.

DATURATEE

Pflücken Sie in der Dämmerung die Blüten der Daturapflanze. Übergießen Sie diese mit kochendem Wasser und lassen Sie den Tee 5 bis 10 Minuten ziehen. In kleinen Portionen trinken!

ALRAUNENWEIN

Legen Sie eine Handvoll zerkleinerte Alraunenwurzel in trockenen Weißwein ein. Lassen Sie das Ganze 14 Tage lang stehen. Täglich ein Glas davon trinken.

BILSENKRAUTÖL

Geben Sie 100 ml festes Kokosöl und eine Handvoll frisch gepflückte Bilsenkrautblätter in ein feuerfestes Gefäß. Erwärmen Sie die Zutaten bis kurz vor dem Kochen und halten diese Temperatur etwa 5 Minuten, danach gießen Sie das Öl ab. Sie können es noch mit 20 Tropfen Ylang-Ylang- und 20 Tropfen Patchouliöl verfeinern. Es ist ein herrliches aphrodisisches Massageöl!

LIEBESSTOCK

Übergießen Sie 2 Teelöffel der getrockneten Liebstöckelwurzel (Maggi-kraut) mit 1/2 bis 3/4 Liter kochendem Wasser. Lasse Sie den Tee 5 bis 10 Minuten ziehen. Über den Tag verteilt trinken. Das soll die Blutzu-fuhr im Unterleib erheblich steigern.

DER KRÖNENDE HÖHEPUNKT

Nach allem, was Sie über Sinnlichkeit erfahren und gelesen haben, ist es an der Zeit, aus den vielen einzelnen Teilen ein Bild zusammenzufügen und das Gelernte an einem „sinnlichen Wochenende" in die Tat umzusetzen: Schenken Sie sich gegenseitig ein Wochenende! Das bedeutet, daß Sie zwei Tage nur miteinander verbringen, abgeschirmt von allen äußeren Bedingungen und Störungen. Einigen Sie sich frühzeitig auf einen Termin, so daß vorher genügend Zeit bleibt, um Essen, Getränke, Kerzen, ätherische Öle, Blumen und alle anderen „Liebesspielzeuge" zu besorgen und die Wohnung in ein „Liebesnest" zu verwandeln.
Verteilen Sie Blumen, streuen Sie getrocknete Rosenblüten auf den Boden (bei römischen Orgien reichten diese Blüten den Gästen bis an die Knie!), verteilen Sie Schalen und Teller mit Obst und Leckereien, drapieren Sie schöne Stoffe, stellen Sie viele Kerzen auf, sorgen Sie für sinnliche Musik, verdunsten eine aphrodisische Mischung in der Aromalampe, verwandeln Sie Ihr Bett in eine Liebesstätte, mit weichen Kissen, Decken, Stoffen, Baldachin, mit Getränken und schönen Gläsern in Reichweite, erotischen Schriften und Bildern etc. Lassen Sie sich Zeit! Wenn Sie einmal begonnen haben, kommen Ihnen so viele Ideen, daß Sie gar nicht mehr aufhören können! Vor dem bewußten Tag/den bewußten Tagen pflegen Sie sich mit allen Schikanen, machen einen Saunabesuch mit Massage, gehen zur Kosmetikerin oder zum Frisör oder nehmen Sie ein sinnliches, entspannendes Bad mit anschließender Gesichts- und Haarpackung, färben sich die Haare, lackieren die Fingernägel frisch; wenn Sie auf enthaarte Beine stehen, dann am besten jetzt noch die Härchen entfernen, rasieren Sie sich die Schamhaare teilweise oder ganz. Machen Sie alles, was Ihre Freude und Phantasie anregt.
Am Tag bevor es losgeht, wählen Sie Ihre verführerischsten Dessous, tragen Sie die sinnlichste Kleidung, die Sie in Ihrem Kleiderschrank finden können. Wenn Sie Lust haben, tragen Sie etwas Make-up auf und benutzen Ihr erotischstes Parfüm und verteilen es überall dort, wo Sie wie eine betörende exotische Blüte duften möchten.
Jetzt kommt noch das besondere an diesem spannenden Ereignis: Jeder hat einen Tag, an dem er/sie seine/ihre Wünsche äußern kann und der/die andere versucht, sie zu erfüllen. Einigen Sie sich, wer als erster

wünschen darf! Dieses Spiel soll jetzt kein Training für Despoten und Sklaven sein! Gehen Sie locker und entspannt damit um, Sie müssen Ihren Partner ja nicht dazu bringen, daß er/sie eine halbe Stunde Kopfstand macht, Ihnen Mundharmonika vorspielt und mit den Füßen im Takt dazu klatscht. Es ist mehr in die andere Richtung gedacht: vorlesen, streicheln, massieren, füttern, baden, einseifen etc. Sie werden schon spüren, wie und wohin sich dieses Abenteuer entwickelt. Gehen Sie sanft an alles heran und überfordern Sie sich und den anderen nicht. Es geht auch hier nicht um Leistung! Wenn beide immer mehr Gefallen an diesem Spiel gefunden haben, können Sie auch „mutiger" werden. Sagen Sie, wo und womit Sie liebkost werden möchten, sagen Sie genau höher, tiefer, zarter, kräftiger, mehr, aufhören, weitermachen …
Lassen Sie sich vom anderen einen Orgasmus schenken, sagen und zeigen Sie genau, wie Sie es am liebsten haben!
Oder machen Sie das „Jetzt-noch-nicht-Spiel". Wenn Sie miteinander schlafen, immer nur bis zu dem Punkt, an dem einer kurz vor dem Orgasmus ist. Da hören Sie auf, bleiben bewegungslos noch einige Zeit liegen, bis die Erregung nachläßt. Dann trennen Sie sich wieder, ruhen ein wenig aus, essen eine Kleinigkeit, hören Musik oder was auch immer, bis es Sie wieder in- und zueinander zieht und dann, wie gehabt …
So können Sie die erotische Spannung über mehrere Stunden erhalten. Aber vergessen sie nicht, sich die wohlverdiente Entspannung und Entladung zum Schluß doch noch zu gönnen und dann selig ineinandergeschlungen ins Land der Träume zu reisen.
Wünschen Sie sich einen Striptease Ihres Partners, lassen Sie sich das erste sexuelle Erlebnis erzählen oder, wenn für Sie Eifersucht nur ein zehnbuchstabiges, inhaltsleeres Wort darstellt, auch das letzte, bitten Sie Ihr Gegenüber um die Preisgabe ihrer/seiner erotischen Tag- und Nachtträume. Wenn Ihr Bedürfnis danach ist, schauen Sie sich gemeinsam einen erotischen Film oder erotische Bücher an. Lassen Sie sich aber für alles Zeit und machen Sie zwischen den einzelnen Stationen auch immer eine kurze Pause!
Lassen Sie sich mit Marmelade einschmieren und der/die andere soll Sie abschlecken, tauchen Sie gemeinsam in die blütenübersäte Badewanne, schwelgen Sie im duftenden Seifenschaum und aalen Sie sich in einhüllenden Ölen!
Es ist nicht selten, daß Ängste und verborgene Probleme bei einem solchen intensiven Zusammentreffen auftauchen. Bekommen Sie deshalb

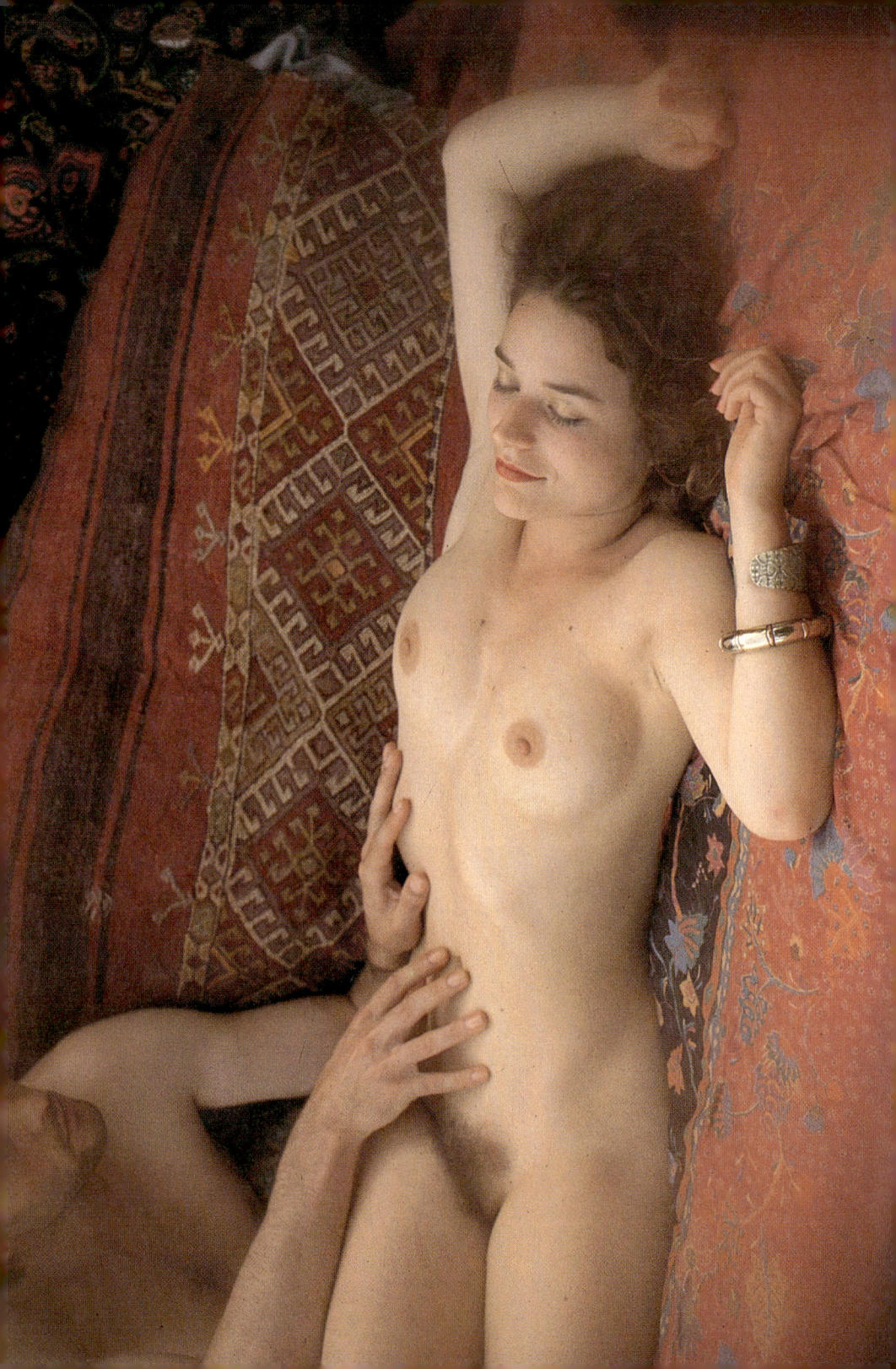

keine Panik, versuchen Sie vielmehr, alle Gefühle miteinzubeziehen, lassen Sie Tränen und Schwierigkeiten zu, machen Sie sich weich. Zuhören, Trösten, Vertrauen schenken, Verstehen, Wiegen, Liebkosen: Zeigen Sie Ihrem Partner, daß er/sie aufgenommen und geborgen ist, unter allen Umständen.

Wenn beide Partner ihren Wunschtag erlebt haben, sollten beide sich am nächsten Morgen mit Dankbarkeit voneinander verabschieden, denn auf dieser gemeinsamen Reise hat jeder für sich selbst und über den anderen viel Neues erfahren!

SCHLUSSWORT

Wer nach dem Lesen Lust bekommen hat, selbst erotische Parfüms, Massageöle u.s.w. herzustellen, oder Informationen, Lampen oder Literatur sucht, der kann sich an **Buntspecht Naturwarengroßhandel,** Bahnhofstraße 4a, 8074 Gaimersheim oder **Regenbogen,** Borsigallee 55, 6000 Frankfurt 60, wenden.

Viel Freude beim Mischen und Zaubern!

LITERATURVERZEICHNIS

Davis Patricia:	„Aromatherapie von A – Z", München 1990, Knaur Verlag
Domenik Webb:	„Das geheime Wissen des Albertus Magnus"
Kamlah, Elli Ruth:	„Duftpflanzen", Hannover 1981, Landbuch Verlag
Keller Erich:	„Duft und Gemüt", Münsingen-Bern 1991, Buchverlag Fischer Druck
Krahl Gisela u. a.:	„Wonnestunden", Hamburg 1990, Wunderlich Verlag
Kraus Michael:	„Aromatherapie für jeden Tag", Pfalzpaint 1991, Verlag Simon & Wahl
Kraus Michael:	„Ätherische Öle für Körper, Geist und Seele", Pfalzpaint 1990, Verlag Simon & Wahl
Müller-Ebeling, Claudia & Rätsch, Christian:	„Isoldes Liebestrank", München 1986, Kindler Verlag
Reger Karl-Heinz:	„Zauber der Liebespflanzen", Düsseldorf 1988, Econ Verlag
Sheik Hakim:	„Die Heilkunst der Sufis", Hermann Bauer Verlag
Thirleby Ashley:	„Das Tantra der Liebe", Ullstein Verlag
Tisserand, Robert:	„Aromatherapie", Freiburg 1989, Bauer Verlag
Valnet, Jean:	„Aromatherapie", München 1990, Heyne Verlag
Worwood Valerie Ann:	„Liebesdüfte", München 1990, Goldmann Verlag

Ätherische Öle im täglichen Leben

Dieses Buch führt den Leser umfassend in die Geheimnisse der Aromatherapie ein und ermöglicht ihm so einen gezielten Umgang mit ätherischen Ölen im täglichen Leben. Die Beschreibung der Öle und ihrer Wirkung erfolgt aufgrund umfangreicher Erfahrungen des Autors, der sich auch Essenzen widmet, die in der bisherigen Literatur noch keine Erwähnung fanden.

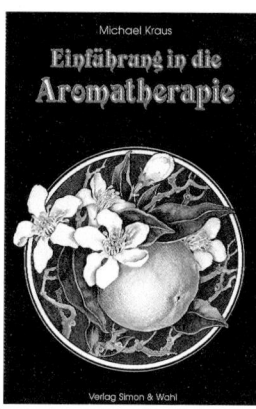

M. Kraus
„Einführung in die Aromatherapie"
ISBN 3-923330-90-1,
86 Seiten, 9,60 DM

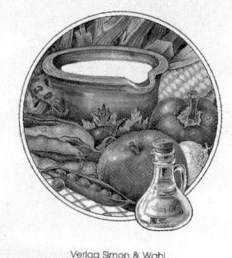

M. Kraus
„Die neue Vollwertküche mit ätherischen Ölen"
ISBN 3-923330-11-1,
110 Seiten, 16,80 DM

Völlig neue Würzerlebnisse

In dem Buch „Die neue Vollwertküche mit ätherischen Ölen" werden dem Leser völlig neue Würzerlebnisse vermittelt. Durch die Verwendung von Essenzen in der Küche können Speisen auf gewohnte Art aromatisiert werden oder um einige Geschmacksvarianten erweitert werden. Gleichzeitig läßt sich durch die Verwendung von ätherischen Ölen beim Kochen das körperliche Wohlbefinden steigern und eine Einflußnahme auf seelische Verfassungen und Gefühle erreichen.

Verlag Simon & Wahl
Bahnhofstr. 4 a • 8074 Gaimersheim

Einsatzmöglichkeiten der ätherischen Öle

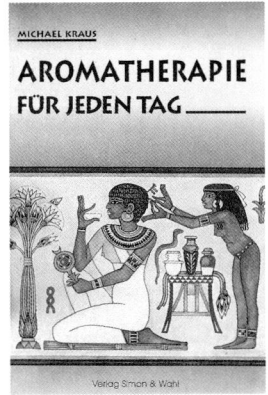

Ziel dieses Buches ist es, die ungeheure Vielfalt der Einsatzmöglichkeiten der ätherischen Öle in der Körperpflege, bei kleinen Krankheiten, in Arbeit und Freizeit, im ganz normalen Alltag eben zum Ausdruck zu bringen.
Schließlich kommen noch die Bezüge der ätherischen Öle zur Esoterik zur Sprache: Sternzeichen, Planeten, Chakras, die Hauptkarten des Tarot, die Heilkräfte der Halbedelsteine und die jeweiligen Essenzen werden einander zugeordnet und ihre Anwendung beschrieben.

M. Kraus
„Aromatherapie für jeden Tag"
ISBN 3-923330-26-X,
97 Seiten, 14,80 DM

Lexikon mit 118 verschiedenen Ölen

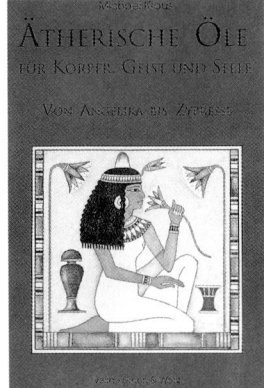

M. Kraus
„Ätherische Öle
für Körper, Geist und Seele"
ISBN 3-923330-16-2,
133 Seiten, 16,80 DM

Das Buch von Michael Kraus ist dem Geruchssinn gewidmet, der bisher zu Unrecht weit hinter den anderen menschlichen Sinnen zurückstand. Es werden zum ersten Mal 118 verschiedene Öle vorgestellt und umfassend besprochen. Das Buch bietet eine wertvolle Hilfe für jeden, der sich ausführlich über die verschiedenen ätherischen Öle und ihre körperlichen und seelischen Wirkungen informieren will.

Verlag Simon & Wahl
Bahnhofstr. 4 a • 8074 Gaimersheim

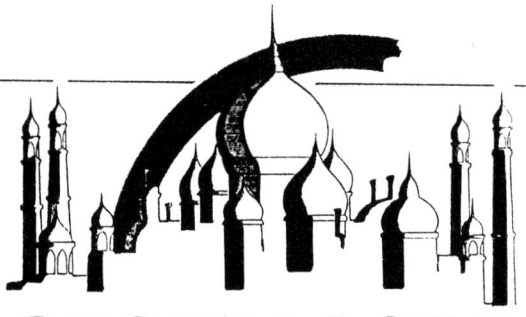

REGENBOGEN
Ätherische Öle Natürliche Kosmetik

* REINE NATÜRLICHE ÄTHERISCHE ÖLE
* ÄTHERISCHE ÖLE AUS KONTROLLIERT
  BIOLOGISCHEM ANBAU
* AROMALITERATUR
* AROMALAMPEN
* HOCHWERTIGE NATÜRLICHE KOSMETIK
* DUFTPRÄSENTE

erhältlich im Naturwarenhandel
oder direkt bei
REGENBOGEN Michael Kraus
Borsigallee 55
6000 Frankfurt 60
Tel: 06109 32848 Fax: 06109 32812